Retour o naturel

Mina Assiad du compte Instagram **@retour.o.naturel**

Retour o naturel

Conseils, astuces & recettes
pour avancer à son rythme vers le **ZÉRO DÉCHET**

LAROUSSE

Sommaire

Pour commencer...

Je suis Mina et je suis zéro déchet, à ma façon. Est-ce que je mange des feuilles, fais la grosse commission dans de la sciure de bois et habite dans une chaumière ? Non. On trouvera toujours quelque chose à redire. Heureusement, les idées préconçues sur l'écologie perdent du terrain. La prise de conscience est générale, un mouvement est en marche. Qui aurait cru que moi, Mina, consommatrice à mes heures perdues allait m'intéresser à tout cela ?

C'est en devenant maman que j'ai eu le déclic de changer de mode de consommation. Quand un bébé vient au monde, on devient vite attentif au moindre produit appliqué sur son corps. J'ai vite compris le lien entre les produits nocifs utilisés au quotidien et leur impact sur l'environnement. Je me suis rendu compte que prendre soin de soi au naturel, c'est aussi prendre soin de la planète. C'est ainsi que mon cheminement a commencé.

À cette période, personne dans mon entourage ne pouvait m'aiguiller ni répondre à mes interrogations. J'ai donc créé la page Instagram @retour.o.naturel pour dénicher des conseils et échanger avec des personnes ayant les mêmes questionnements que moi. Lors de mes recherches, je redécouvrais des recettes d'antan, des astuces de grand-mère, une sorte de « retour » à l'essentiel, et c'est ainsi que le nom du compte a été choisi.

J'ai partagé ma transition vers un vivre-mieux à une communauté grandissante et avec toujours plus d'engouement. J'ai relaté mes tops et mes flops avec sincérité, et je crois que c'est cela qui a fait le succès de ce compte.

Si ça fonctionne je partage, et si ça ne fonctionne pas... je partage aussi. Un bout de la vie réelle, en somme.

De là est née la marque Retour O Naturel : l'atelier, la boutique en ligne, et la belle aventure avec deux de mes sœurs, qui ont débuté leur transition vers le zéro déchet en même temps que moi. Avec elles, j'ai tout partagé. Il était donc primordial de donner à cette entreprise une facette familiale. Aujourd'hui, nous sommes trois sœurs, Fat, Kad et moi, Mina, à piloter Retour O Naturel, ou RON pour les intimes ! RON aspire à couvrir tous les espaces de la maison pour accompagner une transition sereine. Du textile fabriqué à l'atelier, en France (charlottes couvre-plats, culottes menstruelles, sacs de congélation réutilisables...), à la gamme solide, également fabriquée en France (shampoing, déodorant, savon...), en passant par des cosmétiques bruts importés (poudres ayurvédiques, huiles végétales, hydrolats...).

Enclencher une transition zéro déchet est un changement de mode de vie. Un enchaînement de tâtonnements, de découvertes, de réussites, de déceptions, d'échecs.

Nous avons tous des quotidiens et des contraintes différents. Cependant, quand on pense zéro déchet, ce qu'il faut se dire c'est que le déchet recyclable, c'est bien, mais que le déchet « zéro » c'est mieux. Le meilleur déchet est celui qu'on ne produit pas. Lorsque nous réduisons notre consommation, nous économisons des ressources. La planète, notre maison, a besoin d'être préservée.

En me lisant, vous devez vous dire : « Oui, mais comment et par où je commence ? » Pas de stress, ce livre est là pour vous donner un fil conducteur et vous aider à débuter votre transition zéro déchet tout en douceur. On y va ?

Qu'est-ce que le zéro déchet ?

Le zéro déchet désigne un mode de vie qui vise à réduire la quantité de déchets que nous produisons chaque jour. L'objectif est de limiter notre impact sur l'environnement en adoptant des habitudes plus responsables.

Les cinq verbes du zéro déchet sont les suivants : refuser, réduire, réutiliser, recycler et composter. Cela implique de faire des choix conscients dans notre consommation, de favoriser les produits durables et écoresponsables, et de privilégier les solutions réutilisables et compostables.

Un peu d'histoire

Le mouvement zéro déchet, de l'anglais zero waste, est apparu dans les années 1970 aux États-Unis à la suite des déclarations de certains scientifiques et lanceurs d'alerte au sujet du climat, de la surexploitation des ressources naturelles et des menaces pesant sur la biodiversité. Dans les années 2000, le mouvement s'est accentué et est devenu mondial grâce à des figures emblématiques, telles que Béa Johnson dont l'ouvrage *Zéro déchet : comment j'ai réalisé 40 % d'économie en réduisant mes déchets à moins de 1 litre par an !* a inspiré des milliers de lecteurs. Le mode de vie zéro déchet est aujourd'hui adopté par des personnes issues de divers horizons.

Un « pourquoi » puissant

La transition vers le zéro déchet peut sembler insurmontable. Pourtant, en changeant de petites habitudes quotidiennes, il est possible de faire une grande différence. Si vous me lisez, c'est certainement parce que vous avez déjà eu une prise de conscience, et c'est une très bonne chose ! Ouvrir les yeux sur ce qui nous entoure et remettre en question l'ordre établi, c'est un peu ce qui fait le sel de la vie, non ? Qu'est-ce qu'on s'ennuierait sinon !

Alors, trêve de tergiversations, assouvissons votre désir ardent de changement ! Vous voulez réduire votre impact écologique, diminuer vos déchets, faire évoluer votre mode de vie ; bref, vous avez envie de faire bouger les lignes ? Plein d'idées se bousculent dans votre tête, vous vous sentez prêt, vous êtes armé de beaucoup de bonne volonté ? D'accord, mais pourquoi ? Loin de moi l'envie de vous brider dans votre élan, mais je me dois de vous poser cette fameuse question : « Pourquoi ? » Une interrogation simple, mais ô combien fondamentale...

En effet, vous pourrez toujours dresser une liste de choses à changer longue comme le bras, si le « pourquoi » n'est pas clair dans votre esprit, vous naviguerez dans le brouillard. Ce n'est pas une question piège. Prenez le temps d'y répondre sincèrement ; même si la réponse vous paraît banale, elle constituera votre base sur laquelle pourront reposer des fondations solides.

Remémorez-vous le déclic qui a produit cette volonté de transition et transcrivez-le sur papier : c'est votre POURQUOI.

Conservez-le précieusement, il sera votre boussole. Il vous poussera à avancer même quand l'envie ne sera plus au rendez-vous. En vous le rappelant, vous vous direz « Mais bien sûr, voilà pourquoi j'ai commencé » et cela vous donnera l'énergie de continuer pour atteindre votre but. La transition et le changement d'habitudes s'accompagnent de périodes de doute, et même parfois de désir d'abandon. C'est tout à fait normal ! Dans ces moments, revenir à la source de votre volonté de bousculer votre routine vous aidera à tenir bon. (Il en va de même pour tous les pans de votre vie !)

Le zéro déchet n'existe pas

Je vais peut-être vous heurter, mais sachez que le zéro déchet au sens propre est une utopie.

Le zéro déchet n'existe pas. Vous avez sûrement vu passer sur les réseaux sociaux les défis de poubelles de l'année, qui tiennent dans un bocal d'une contenance de même pas 1,5 l. En voyant ça, on se dit : « Quel exploit ! » Et c'en est un ! Je tiens néanmoins à souligner qu'il y a toujours des choses dans ces bocaux. Il y a et il y aura toujours des déchets. Nous vivons et évoluons dans une société de surconsommation, ainsi nous prenons part sans même nous en rendre compte à la création de déchets.

Il est important de se le dire pour commencer sereinement et éviter de se mettre en tête des objectifs inatteignables. Ce constat permet de vivre en adéquation avec ses valeurs et sa volonté de changement tout en restant indulgent envers soi-même. Je vous le dis après en avoir fait l'expérience, car on a tôt fait de se fustiger et d'être en conflit interne ! Vouloir tout changer d'un coup peut aussi créer des frustrations, qui se transforment ensuite en pulsions, et c'est à ce moment-là que la tentation de capituler apparaît.

Le but du zéro déchet est d'essayer de tendre vers l'idéal du déchet inexistant. Partant de là, on adopte de nouvelles façons de consommer. Cela passe par une consommation moins énergivore, le choix

7 BONNES RAISONS *de se mettre au zéro déchet*

1 *Faire des économies*

Lorsque l'on adopte une approche globale des produits, la consommation devient plus réfléchie, les achats impulsifs sont évités. Des questions se posent naturellement : ai-je besoin de ce produit ? Que va-t-il m'apporter ? Ai-je déjà quelque chose de semblable ? A-t-il une réelle utilité ? D'où vient-il, comment et par qui est-il fabriqué ? Aujourd'hui, on ne peut plus fermer les yeux, surtout à ce dernier point (scandales fast fashion, travail des enfants, esclavagisme…). Bien sûr, il peut encore arriver qu'on fasse un achat non réfléchi, c'est OK ! On peut légitimement se poser la question du budget face au prix des produits durables. Il est vrai que la phase où l'on s'équipe d'objets réutilisables peut sembler onéreuse. Toutefois, une fois l'étape franchie, on se rend vite compte des économies qu'elle induit : l'usage de produits réutilisables réduit définitivement les listes de courses !

2 Aller vers Un quotidien plus minimaliste

Zéro déchet rime avec minimalisme. Un seul produit remplit plusieurs usages, à l'image d'un couteau suisse. C'est ce que j'adore : fini le diktat « un produit = un usage ». Prenons l'exemple du vinaigre blanc, qui peut servir comme nettoyant multisurface, d'anticalcaire pour le petit électroménager ou encore de liquide de rinçage pour la vaisselle. Avec un seul produit, on élimine trois produits d'entretien de sa liste de courses.

3 *Redonner de la valeur à ses objets*

Le choix d'un mode de consommation alternatif passant par la location, l'emprunt, l'achat de seconde main, le don et la réparation redonne leur réelle valeur aux objets. Valeur qui se perd dans les sociétés consuméristes basées sur le renouvellement rapide et perpétuel.

4 Prendre soin de soi et de la planète

Le non transformé, le frais, le local et les produits de saison sont favorisés dans la démarche zéro déchet. Idem pour la salle de bains, avec l'utilisation de produits naturels bruts ou à la composition simple. Les cosmétiques dont la composition est douteuse, avec des listes INCI (nomenclature internationale des ingrédients cosmétiques) interminables, ne sont plus au goût du jour. On fait du bien à son corps en même temps qu'à la planète.

5 *Trouver une communauté bienveillante*

Le zéro déchet permet d'interagir et de se mobiliser ensemble. Il véhicule un partage d'astuces, d'idées et de conseils bienveillants. Une dynamique sociale de groupe se crée vers un objectif commun. Avant de me questionner sur le zéro déchet, l'environnement, mon alimentation, etc. je n'étais pas sur les réseaux sociaux. J'ai créé ma page Instagram car j'avais soif de connaissances ; je recherchais aussi des pairs pour poser mes questions et partager mes doutes. J'y ai e-rencontré de nombreuses personnes, avec qui j'échange encore aujourd'hui. J'ai partagé sur ce réseau mes tops et mes flops. Jusqu'à ce que mon compte devienne une référence dans le monde du zéro déchet. Il faut dire que ce mode de vie est devenu pour moi une passion ; j'ai toujours en tête de partager, parce que je crois fermement que c'est en donnant l'exemple, en montrant ses habitudes, ses petits gestes, que des déclics se produisent chez les autres.

6 *Diminuer sa charge mentale*

Moins de consommation signifie une maison moins encombrée, un dressing plus simple à ranger, des étagères faciles à dépoussiérer, etc. Des tâches domestiques qui s'amoindrissent !

7 En finir avec la corvée des poubelles

En réduisant les emballages et le suremballage, c'est la garantie d'avoir moins de poubelles à vider. Une corvée dont on se passerait tous ! Votre poubelle tiendra-t-elle un jour dans un bocal ? Bonne question ! En attendant, continuez vos petits gestes au quotidien…

du réutilisable en délaissant les produits à usage unique par exemple, la compréhension du cycle de vie d'un produit et d'autres actions que nous verrons en détail tout au long de cet ouvrage. En ayant ce point en tête, vous éviterez les idées parfois excessives, comme l'envie de tout jeter pour repartir de zéro. Cela contredit l'essence même du zéro déchet ! Finir ses produits cosmétiques, réutiliser ses contenants en plastique, c'est OK. De la même manière, tout ne doit pas forcément être remplacé. Il est possible d'éliminer complètement certaines choses. C'est le moment de faire le tri et de connaître véritablement vos besoins.

Tout un cheminement

Le zéro déchet est un cheminement, on commence par de petits gestes qui auront un effet boule de neige dans notre vie.

Je ne le répéterai jamais assez : chaque geste compte, aussi petit soit-il.

C'est ainsi que s'opère un changement de façon de penser qui ne se résume pas seulement à faire son ménage avec du vinaigre blanc.

Le zéro déchet s'inscrit dans une démarche de prise de conscience générale et de déconsommation. Ce n'est pas pour autant que tout est ou doit être calculé. Se laisser aller, craquer pour quelque chose dont on n'a pas besoin est toujours possible, chers humains imparfaits que nous sommes ! Pour changer ses habitudes, il faut bien sûr le vouloir, mais cela ne suffit pas (je vous renvoie au « pourquoi puissant »). C'est comme les résolutions de début d'année : on s'y lance avec passion, avec excès, en ayant placé la barre très haut… et ça ne dure jamais longtemps.

Plutôt que de parler de « changement », je préfère ainsi parler de « transition », qui implique la notion de lenteur. Faire évoluer ses habitudes petit à petit pour ne pas créer de frustrations, de blocage, et connaître ses limites.

Le cheminement nécessite de se rééduquer pour développer un nouveau regard et un nouveau rapport aux biens matériels. Consommer moins, mais mieux ! Ce dicton n'est pas synonyme de frustration et de charge mentale. Je dirais même le contraire : c'est la course aux excès qui engendre ces frustrations et cette charge. Prenons un autre exemple : une garde-robe sans cesse renouvelée. Toujours plus de chemisiers, de chaussures assorties, et le sentiment de n'avoir jamais assez d'espace de rangement. Un nombre colossal de machines à laver par semaine, des quantités d'heures de repassage et de pliage de vêtements, des pantalons au fond du dressing qui n'ont jamais vu le jour, et toujours cette impression de ne pas en avoir assez !

Et si on lâchait prise ?

Les nouvelles habitudes bousculent le quotidien, c'est le principe même du renouveau. Cependant, les petits gestes ne doivent pas être perçus comme des contraintes pures et dures. Évitez de raisonner en pensant devoir cocher des cases. Ce n'est pas parce que votre influenceuse préférée a publié une vidéo des dix choses à avoir absolument chez soi qu'il

FOCUS
Réutiliser

Réutiliser les objets évite que de nouvelles ressources soient exploitées pour en fabriquer de nouveaux. Cela réduit également les déchets produits à la maison pour limiter votre impact environnemental.

Je vous propose de lister tous les objets à usage unique de votre environnement pour différencier les choses utiles des choses superflues. En d'autres termes, devez-vous trouver une alternative réutilisable à tous les objets à usage unique ou certains ne vous sont-ils finalement pas utiles ?

- **sélectionner** des accessoires et ustensiles du quotidien réutilisables. La charlotte couvre-plat peut aisément remplacer le film plastique alimentaire de vos placards ;

- **privilégier l'achat de seconde main**, notamment pour les vêtements – dans ce domaine, le changement de saison et de tendance encourage inutilement l'achat. Des applications de ventes d'occasion facilitent aujourd'hui un type de consommation alternative ;

- **donner une seconde vie** à un objet destiné à être jeté. Il suffit d'un peu d'imagination, de quelques outils et d'une pointe de savoir-faire manuel. Une vieille palette peut devenir une table de jardin avec beaucoup de cachet ;

- **réduire sa consommation énergétique** en adoptant des gestes simples. L'eau de chauffe peut être récupérée pour économiser une chasse d'eau ou arroser ses plantes ;

- **changer de façon de penser** en revalorisant ses déchets du quotidien. Le marc de café peut se transformer en un gommage corporel très efficace.

Chaque geste compte

faut la prendre au mot. Les pratiques que vous mettez en place doivent faire partie intégrante de votre quotidien pour ne pas alourdir votre charge mentale. Sinon, gare à l'épuisement !

D'où l'intérêt de faire preuve d'indulgence avec soi-même. Pas de pression, avancez à votre rythme sans forcément vous comparer aux autres. Vous n'avez pas envie de préparer un goûter maison pour les enfants aujourd'hui ? Un fruit et du pain feront l'affaire, et c'est zéro déchet ! Vous avez essayé une alternative qui finalement ne vous convient pas ? Ne vous braquez pas, vous n'avez pas perdu de temps. Tenter des choses qui finalement ne nous correspondent pas, cela nous arrive à tous. Il suffit de laisser le temps au temps et de retenter autre chose quand l'envie reviendra.

Parfois ce n'est ni l'envie, ni la détermination qui nous manquent pour enclencher un changement d'habitude, c'est simplement l'entourage : vivre avec des proches qui ne partagent pas nos aspirations. Amorcez le changement en donnant l'exemple, c'est la clé du succès !

L'écologie n'est pas « pénible », comme on voudrait nous le faire croire. Il est vrai que si l'on s'y intéresse un peu, on passe parfois pour le « lourd de service ». Le moindre de nos écarts est relevé par l'entourage comme si la perfection existait dans ce monde. À cela s'ajoutent les discours rabat-joie, comme « Ça ne sert à rien, tu fais une fixette sur la réduction de tes emballages alors que l'Amazonie brûle ». Tous vos efforts réduits à néant en une seule phrase !

C'est pourquoi il faut lâcher prise face aux questionnements qui viennent de soi-même ou des autres, face à la remise en question perpétuelle, la peur de ne pas en faire assez, face à la culpabilité, à la comparaison, bref autant de doutes qui emplissent notre esprit au risque de ruiner nos intentions pourtant louables !

C'est dans cet esprit que j'ai écrit ce livre, pour vous aider à trouver des alternatives pour un quotidien plus écoresponsable, à votre rythme !

Je vous propose mes conseils et des DIY rapides pour fabriquer ses produits ménagers et ses cosmétiques avec peu d'ingrédients et beaucoup de récup, ainsi que des recettes hyper faciles pour cuisiner maison et de saison sans s'arracher les cheveux, ni casser sa tirelire. On y va ?

6 ERREURS *à éviter*

Vouloir repartir de zéro

1

Le principe n'est pas de tout jeter pour recommencer à zéro. Cela va totalement à l'encontre des valeurs du zéro déchet. Pour débuter sa transition, le plus simple est de segmenter par pièce de la maison avec une to-do list bien précise : faire un inventaire de ce qui se trouve dans la pièce, puis faire le tri en répondant aux questions suivantes : qu'est-ce qui peut être réutilisé ? Qu'est-ce que je peux donner ou vendre ? Qu'est-ce qui doit être terminé avant de trouver une alternative ? Qu'est-il utile de garder ? Jeter est le dernier recours.

Chercher une alternative pour tout

2

Gardez les objets qui peuvent être réutilisés, plutôt que de générer de nouveaux déchets. Ne remplacez pas vos boîtes en plastique par un lot flambant neuf de boîtes en verre. C'est tendance, « instagrammable », mais non essentiel. Quant à l'essuie-tout jetable, est-il vraiment nécessaire de le remplacer par un essuie-tout réutilisable alors que vous avez des torchons plein vos tiroirs ? La base du zéro déchet étant la déconsommation, tout ne doit pas forcément trouver son alternative. Remplacer par « rien » est la meilleure des démarches ! Vous désencombrerez votre intérieur par la même occasion.

Avoir la main trop lourde sur le vrac

3

Manger sainement tout en ne produisant pas trop de déchets et sans faire flamber le ticket de caisse nécessite des tours de rodage. La liste de courses est essentielle pour éviter d'acheter plus que nécéssaire. Pour aller plus loin, l'élaboration des menus à la semaine vous permettra de faire des économies et d'éviter le gaspillage alimentaire. Au rayon vrac, vous achèterez la quantité juste et ne remplirez pas votre sac au pifomètre !

4 Vouloir tout faire soi-même

Fabriquer son propre shampoing, son liquide vaisselle, son savon pour le corps est gratifiant et très tentant. Malheureusement, ce n'est pas toujours source de satisfaction, ni d'économie d'argent et de déchets. Certains sites surfent sur cette tendance et incitent les consommateurs à acheter plusieurs produits pour une recette qu'ils ne feront finalement qu'une fois. Les ingrédients restent ensuite à l'ombre des tiroirs. Préparer ses propres cosmétiques nécessite des ustensiles (moules, doseur, balance...) ainsi qu'un certain nombre d'ingrédients pas toujours conditionnés dans des contenants recyclables. La confection demande également du temps, parfois beaucoup (4 à 6 semaines pour utiliser son savon saponifié à froid). Le plus judicieux est de favoriser les recettes DIY dont les ingrédients sont peu nombreux et polyvalents. C'est l'approche que nous avons retenue dans le livre.

5 Tomber dans le panneau du *greenwashing* et du *dropshipping*

D'un côté, à coups de campagnes marketing, les grands groupes industriels se donnent une image *ecofriendly* alors que leur activité principale a un énorme impact négatif sur l'environnement (c'est ce que l'on appelle le *greenwashing*). Et de l'autre, certaines entreprises vendent des produits estampillés « écoresponsables » de piètre qualité, fabriqués sans respect de la nature ni des droits humains, à des prix exorbitants (la pratique du *dropshipping* implique que le vendeur n'étant pas le fournisseur, il ne connaît pas ses produits, qui ne sont pour lui que des références virtuelles sur son site e-commerce). D'où la nécessité d'être vigilant, de faire des recherches et d'adopter une démarche cohérente. Ne vaut-il pas mieux acheter son savon saponifié à froid à un petit artisan, même s'il coûte 1 ou 2 euros plus cher que celui d'un grand groupe industriel ?

6 Aller trop vite

Certains trouveront qu'il est plus simple de commencer par des changements dans la cuisine, d'autres dans la salle de bains. L'essentiel est d'avancer à son rythme sans se comparer aux autres, au risque d'alourdir votre charge mentale, de créer de la culpabilité et de finir par vous faire tout abandonner.

Les recettes de Mina

Vinaigre blanc infusé
aux agrumes et au romarin

Nettoyant au savon noir
pour tous les sols de la maison

Crème à récurer
multiusage

Liquide vaisselle
hypersimple au savon de Marseille

Lingettes multisurfaces
réutilisables à l'infini

Pastilles WC magiques

Recette pour lingettes
spécial taches tenaces

Lessive en poudre
en 5 min chrono au blender

Lessive liquide au savon noir
pour le linge délicat

Une maison propre & saine :

MES RECETTES COUTEAU SUISSE POUR UN MÉNAGE *GREEN* ET ZÉRO DÉCHET

Quelques poudres, du savon noir, du savon de Marseille et du vinaigre blanc : ces essentiels sont non seulement efficaces sur toutes les surfaces, mais aussi garantis sans solvants, conservateurs ou additifs chimiques. Ils seront vos alliés pour un ménage *green*, à utiliser bruts, dilués dans de l'eau chaude, ou pour la fabrication de produits faits maison, auxquels s'ajoutent des accessoires indispensables pour éviter les microplastiques et les produits à usage unique.

LES 3 PRODUITS INCONTOURNABLES

1 Le savon de Marseille

En plus de son usage évident pour l'hygiène corporelle, le savon de Marseille est un allié pour laver la vaisselle (voir p. 36), le linge et nettoyer toutes les surfaces. Il constitue également un excellent antipuceron naturel et écologique (voir p. 23). Il peut s'utiliser brut, en copeaux ou dilué dans l'eau chaude.

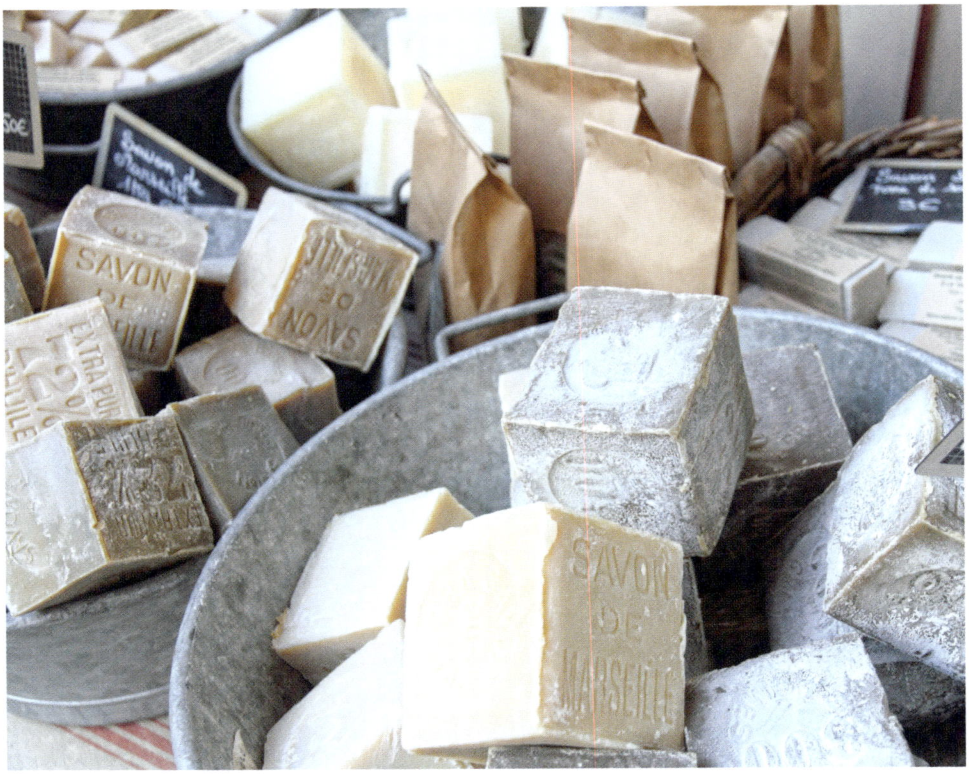

Prêtez attention aux abus d'appellation et sachez le reconnaître. Lors d'une précédente expérience, j'ai malencontreusement acheté un faux savon de Marseille – 95 % des savons de Marseille vendus dans le commerce sont d'ailleurs des contrefaçons.

Comment alors reconnaître un véritable savon de Marseille traditionnel ?

• Il est composé de 4 à 6 ingrédients : des huiles végétales, de l'eau, du sel marin et de soude, qui est à l'origine de la saponification.

• Il contient 72 % d'huile végétale. Sa couleur change selon l'huile végétale prédominante : vert s'il est à base d'huile d'olive ou blanc-ocre s'il est fabriqué avec de l'huile de palme ou de coprah.

• Il est fabriqué en région marseillaise.

• Une fabrication en chaudron selon le procédé marseillais en 5 étapes

• Il ne contient pas d'additifs : ni conservateur, ni colorant, ni parfum, ni graisse animale. Il ne peut donc être violet, jaune ou rose. Son odeur résulte du mélange des cinq ou six ingrédients maximum qui le composent.

La composition doit obligatoirement être présente sur l'emballage ou sur une fiche technique mise à votre disposition en cas d'achat en vrac.

Dans la cité phocéenne, il ne reste que quatre savonneries fabriquant d'authentiques savons de Marseille : la savonnerie de la Licorne, la savonnerie du Midi, la savonnerie Fer à Cheval, et la savonnerie Le Sérail. D'autres savonneries respectent ce cahier des charges, notamment Marius Fabre et Rampal Latour. Restez vigilant lors de vos achats.

L'astuce de Mina

Pour retirer les étiquettes des contenants, trempez-les dans l'eau chaude, puis frottez-les avec du savon de Marseille et rincez-les à l'eau claire.

2 Le vinaigre blanc

Le vinaigre blanc est le produit naturel par excellence, qui jette aux oubliettes l'idée préconçue : « une pièce, un produit ménager dédié ». Il est en effet multiusage. À la fois puissant détartrant et anticalcaire, il remplace aisément le liquide de rinçage pour faire briller la vaisselle ainsi que le produit pour nettoyer les vitres. Rien ne résiste à ce désodorisant ultra-efficace, pas même l'odeur d'urine de nos amis à quatre pattes. Pour entretenir la tuyauterie et éviter les remontées de mauvaises odeurs, on en verse deux ou trois cuillerées à soupe dans le siphon, et le tour est joué !

Bon, avouons-le, son odeur n'est pas des plus agréables, surtout quand on a été habitué aux parfums de synthèse des produits ménagers classiques, mais elle se dissipe au bout de quelques minutes. Sinon, optez pour le vinaigre blanc infusé (voir p. 24), et le problème sera résolu !

L'astuce de Mina

Le vinaigre blanc a un pH acide et le bicarbonate de soude un pH basique. Lorsque les deux sont mélangés, il se produit une réaction effervescente durant laquelle les deux produits sont actifs. Une fois cette effervescence terminée, le mélange n'a plus aucune action. Il n'est donc pas judicieux de les combiner.

Le vinaigre blanc nettoie pratiquement toutes les surfaces, sauf le bois, le marbre et autres roches calcaires. Ces matériaux absorbent le vinaigre, qui peut y laisser des taches indélébiles et, sur le long terme, dissout les roches calcaires. Vous risqueriez donc de détériorer vos sols, mobiliers ou plans de travail.

Le pourcentage indiqué sur le contenant correspond à son taux d'acidité. Pour un usage alimentaire, on opte pour un vinaigre blanc entre 5 et 10° et, pour un usage ménager, plutôt entre 10 et 15°. Sa forte acidité le rend plus performant. Un vinaigre d'alcool à 8° est un bon compromis pour tous les usages. Si l'eau est très calcaire dans votre région, choisissez une acidité plus élevée pour le nettoyage et le détartrage.

L'astuce de Mina

Nettoyez votre planche à découper avec du vinaigre blanc. Ainsi, les pommes, que vous aurez coupées sur la même planche, n'auront plus le goût d'oignon !

3 Le savon noir

Le savon noir est fabriqué à partir d'huiles végétales, principalement d'olive. C'est un nettoyant 100 % naturel, écologique et économique. Il est en effet très concentré : une petite quantité diluée dans de l'eau suffit pour un nettoyage efficace. Le savon noir peut être utilisé pour détacher le linge, comme lessive (voir p. 50) ou pour laver le sol (voir p. 26). Super dégraissant, il est parfait pour récurer friteuse, plaque de barbecue, four ou plaque de cuisson encrassés. À l'extérieur, le savon noir sera votre meilleur allié contre les indésirables du jardin, puisqu'il constitue un excellent répulsif naturel.

Vous vous demandez peut-être quelle est la différence entre le savon noir mou et le savon noir liquide ? Elle se situe uniquement dans la concentration. Le savon noir mou est plus concentré, d'où sa texture épaisse presque solide. Le savon noir liquide, quant à lui, est moins concentré mais plus pratique à utiliser. À chacun sa préférence.

Par ailleurs, il convient de faire la distinction entre le savon noir à usage cosmétique et le savon noir ménager. Ce dernier peut être irritant et desséchant pour la peau, car son pH est beaucoup plus élevé que celui de la peau. Le savon noir cosmétique, souvent utilisé dans les hammams, est une pâte d'olives qui contient du sel, de la potasse, et à laquelle on ajoute éventuellement des huiles essentielles.

Les fabricants de savon de Marseille commercialisent souvent du savon noir de bonne qualité. Vous pouvez vous fournir chez les savonniers cités p. 21.

L'astuce de Mina

Votre four est très sale ? Appliquez quelques gouttes de savon noir sur les zones encore tièdes après utilisation et laissez poser toute une nuit. Récurez le lendemain avec une éponge luffa et de l'eau chaude.

VINAIGRE BLANC INFUSÉ
AUX AGRUMES ET AU ROMARIN

Pouf, la magie opère ! Le vinaigre infusé nettoie (presque) toutes les surfaces et sent bon les agrumes ou les plantes. Mon mélange préféré est le vinaigre blanc dans lequel je fais macérer de la lavande et du romarin. Celui au citron est pas mal aussi ! Certains diront que le temps d'attente est trop long, mais Rome ne s'est pas faite en un jour. Il faut réapprendre à laisser du temps au temps, dans ce monde où l'on veut tout, tout de suite.

Ustensiles

- 1 BOCAL POUR LA MACÉRATION
- 1 CHINOIS OU 1 FILTRE À CAFÉ
- 1 VAPORISATEUR

Ingrédients

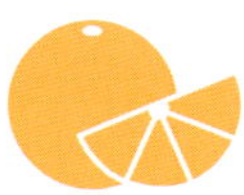

Épluchures d'oranges ou autres agrumes ou plantes séchées (romarin, lavande, etc.)

+

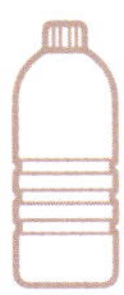

Vinaigre blanc

Étapes

1. Placez les écorces d'agrumes ou les plantes et le vinaigre blanc dans un bocal.
2. Laissez macérer 10 à 15 jours, puis filtrez avec un chinois ou un filtre à café pour retirer les écorces ou les résidus de plantes.
3. Transvasez dans un vaporisateur et ajoutez de l'eau au tant pour tant : moitié eau, moitié vinaigre infusé.

Utilisation

Appliquez sur la surface à nettoyer avec un chiffon propre.

Conservation

Plusieurs mois. Secouez avant usage.

L'astuce de Mina

Il est préférable d'effectuer la macération dans un bocal ; le faire dans une bouteille en verre n'est pas très pratique. Pour sortir les écorces, c'est la catastrophe, car le goulot est trop étroit.

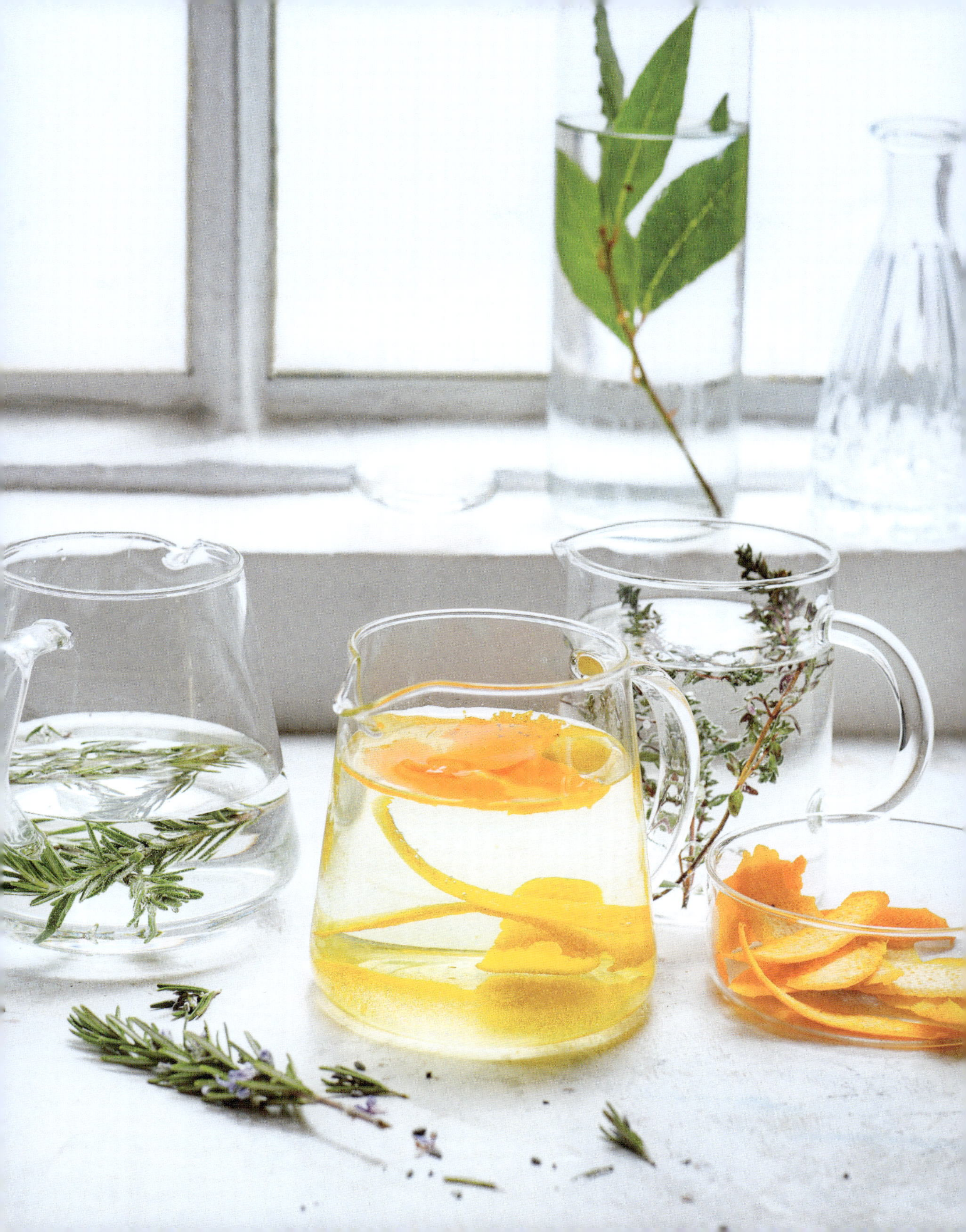

NETTOYANT AU SAVON NOIR

POUR TOUS LES SOLS DE LA MAISON

•

Pourquoi utiliser un nettoyant pour le sol fait maison ? Les avantages sont nombreux ! Les nettoyants conventionnels sont bourrés de produits chimiques, nocifs pour tous les habitants de la maison… Cette recette est simplissime : un bidon de savon noir vous permettra de réaliser des centaines de litres de ce nettoyant. Et autant de bouteilles en plastique en moins ! Carrelage, parquet, lino, béton ciré, marbre… Tout y passe ! L'avantage de ce produit est qu'il n'est pas abrasif. Nul besoin de rincer après le passage du savon.

Ustensile

- 1 BOUTEILLE

Ingrédients

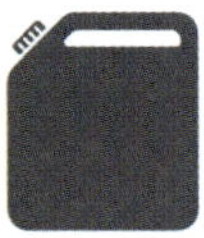

1 c.
à soupe
de savon
noir

\+

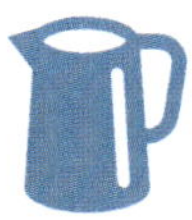

1 l d'eau
chaude

Étape

Diluez le savon noir dans 1 l d'eau chaude. Et c'est tout !

Utilisation

Comme un nettoyant conventionnel. Diluez un bouchon dans un seau d'eau. Passez la serpillière sur la surface à nettoyer. Inutile de rincer.

Conservation

Plusieurs mois. Secouez avant usage.

L'astuce de Mina

Utiliser ce produit pour nettoyer le sol est idéal lorsque l'on a des enfants en bas âge qui marchent à quatre pattes ou des animaux de compagnie car il ne contient pas de produit chimique.

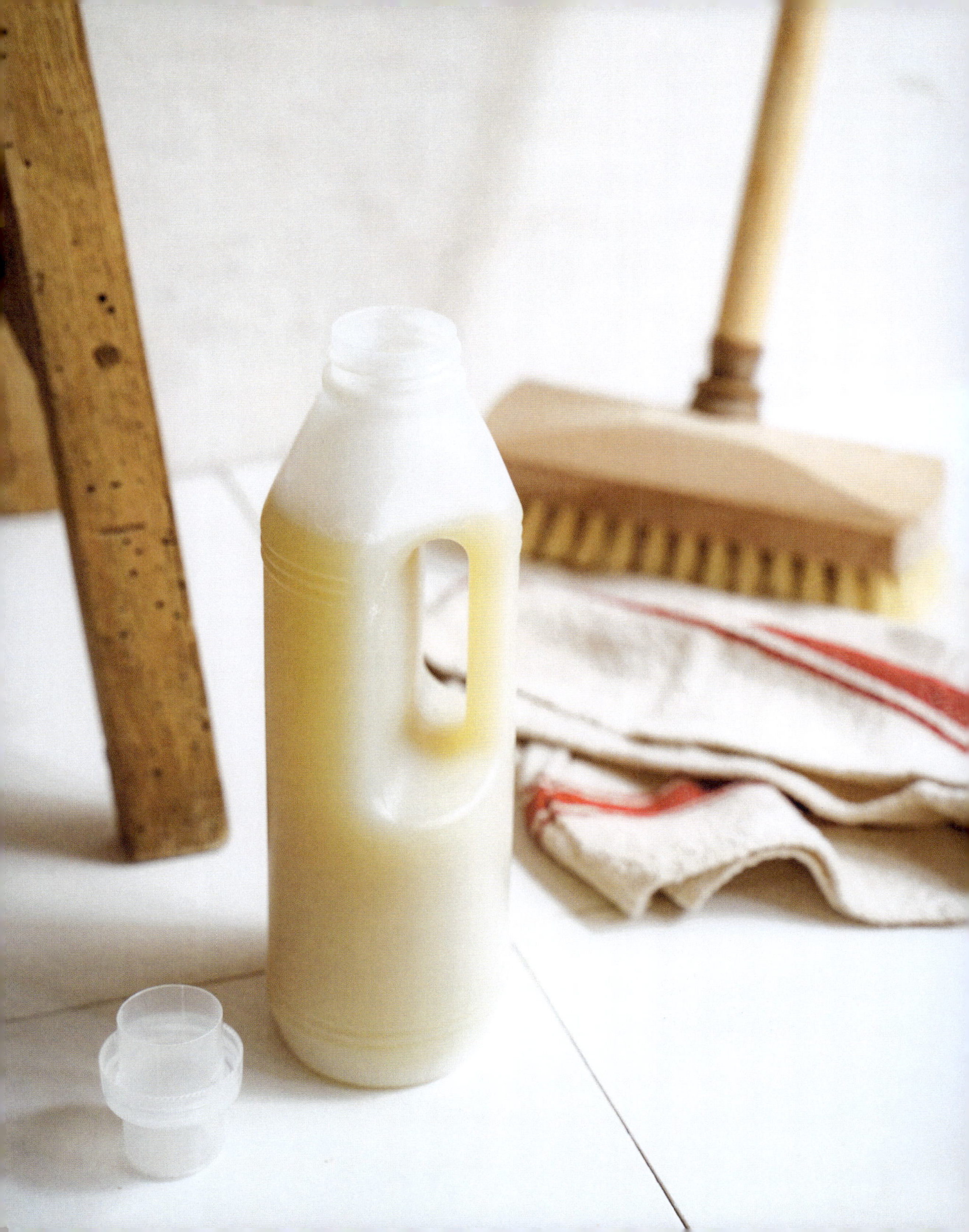

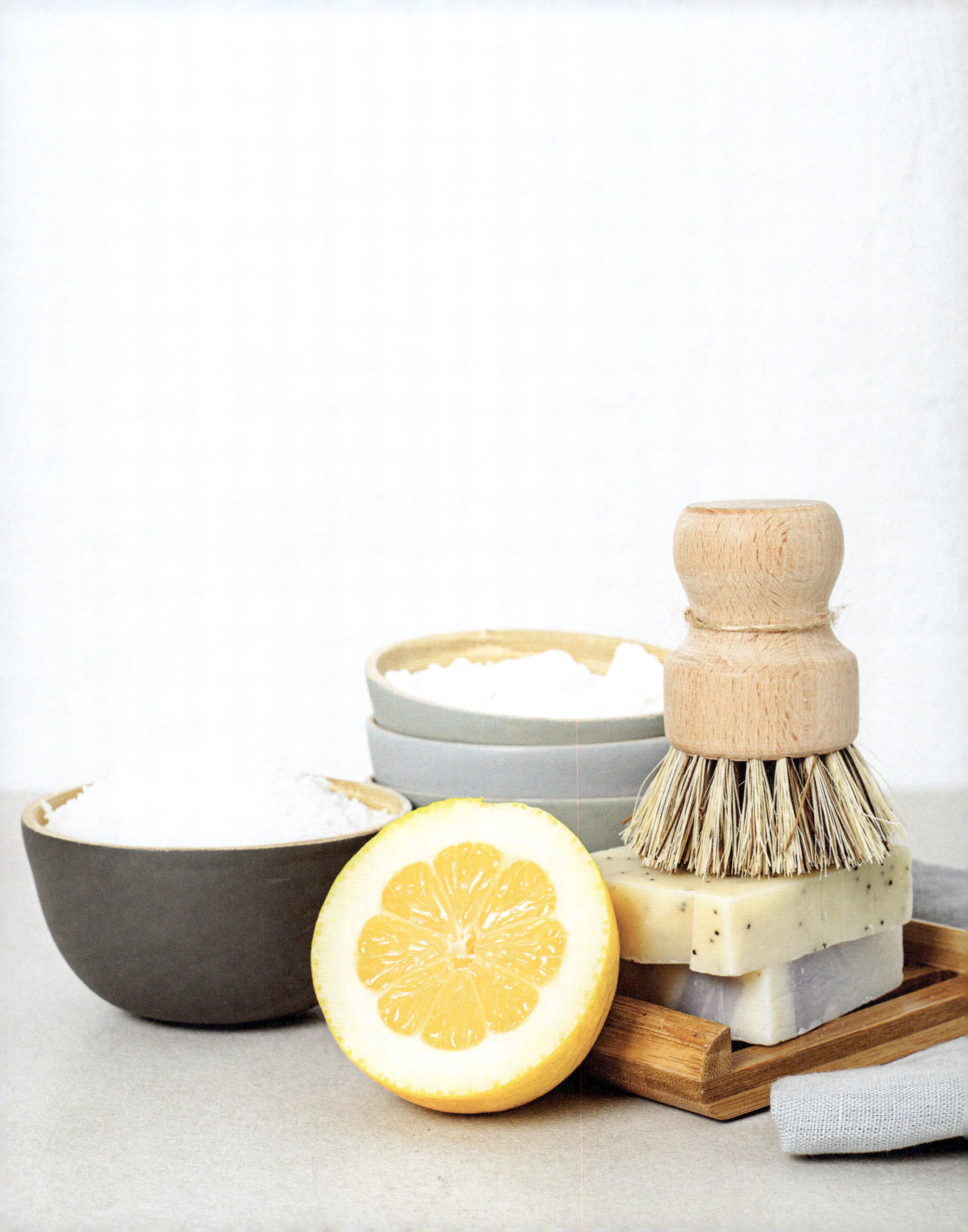

DE LA POUDRE BLANCHE POUR FAIRE LE MÉNAGE ?

Bicarbonate de soude, acide citrique, percarbonate de soude et soude en cristaux : au premier abord, les noms de ces poudres laissent à penser qu'elles ont une composition toxique. Au contraire ! Elles sont toutes respectueuses de l'environnement, de l'être humain, et sont biodégradables. Elles constituent une excellente alternative aux produits ménagers toxiques pour un nettoyage de la maison au naturel.

Fongicides, bactéricides et neutralisantes, ces poudres possèdent des qualités naturelles qui en font des nettoyants multiusages. Leur abrasivité est par ailleurs idéale lorsque l'on veut frotter des surfaces. Bien qu'elles puissent être utilisées en l'état, on peut aussi les diluer dans de l'eau ou les utiliser sous forme de pâte ; tout dépend de l'usage que l'on souhaite en faire. Elles sont vendues en vrac ou dans des sachets en kraft – adieu le plastique ! Ces quatre poudres vous serviront pour TOUT ! Je vous explique leurs spécificités, comment et quand les utiliser.

1 Le bicarbonate de soude

Le bicarbonate de soude est un abrasif léger issu du sel et du calcaire. Il permet de nettoyer, d'enlever les moisissures, de désodoriser. Il est idéal pour les tâches du quotidien : récurer les surfaces pour venir à bout des taches de graisse, frotter la robinetterie. Grâce à un entretien régulier avec du bicarbonate, le calcaire et le tartre n'ont pas le temps de s'incruster.

L'astuce de Mina

Saupoudrez du bicarbonate de soude dans la poubelle, avant de mettre le sac, pour absorber les mauvaises odeurs, ou aspirez-en avec votre aspirateur si ce dernier dégage une odeur désagréable.

2 Le percarbonate de soude

Le percarbonate de soude est un agent nettoyant, détachant et blanchissant. Je l'utilise surtout pour blanchir mon linge et le rendre éclatant. Il est idéal pour décrasser les culottes menstruelles, les serviettes hygiéniques en tissu ou encore les couches lavables.

Le pouvoir du percarbonate se déclenche à une température minimale de 40 °C. Pour un résultat optimal, faites bouillir l'eau puis diluez-y la poudre. En machine, cycle minimum 40 °C ; cela ne fonctionne pas pour les lavages à 30 °C ou à froid.

3 L'acide citrique

L'acide citrique est naturellement présent dans certains agrumes, comme le citron. Anticalcaire, ce nettoyant ménager puissant est très efficace contre le tartre des appareils ménagers (bouilloire, machine à café). Il suffit de diluer la poudre dans de l'eau chaude et remplir l'appareil entartré. Laisser agir quelques heures puis rincer soigneusement. Il est aussi antirouille et peut être utilisé pour fabriquer un assouplissant destiné au linge (voir p. 46). L'acide citrique ne s'utilise pas sur les surfaces qui se tachent, comme le marbre, l'aluminium ou l'émail. À long terme, il peut fragiliser ces matériaux et les ternir.

Contrairement au vinaigre blanc, l'acide citrique est efficace à basse température, même en dessous de 30 °C. Il peut donc être utilisé pour le linge délicat.

Conditionné en paquet en papier, et pouvant remplacer le vinaigre blanc, l'acide citrique permet de faire l'impasse sur les contenants en plastique (et sur l'odeur forte du vinaigre, si elle vous incommode !). Diluez 2 c. à soupe de poudre dans 1 l d'eau. Il peut être utilisé pour toutes les tâches accomplies avec du vinaigre blanc.

4 La soude en cristaux

Les cristaux de soude sont plus corrosifs et beaucoup plus efficaces que le bicarbonate de soude. Je les utilise pour nettoyer et dégraisser ce qui est très sale et très gras (four, grille de barbecue, par exemple). Pour cela, j'en fais une pâte en mélangeant la poudre avec un filet d'eau dans un ramequin. J'en ajoute parfois une poignée dans le tambour de la machine à laver pour le linge très sale. Attention toutefois, il n'est pas adapté au linge délicat, car il peut abîmer les fibres du tissu.

Très efficace pour récurer les fonds de casserole brûlés, la soude en cristaux peut également être utilisée pour décomposer les matières organiques des canalisations et les déboucher. Versez 3 c. à soupe de cristaux de soude dans le siphon, puis 1 l d'eau chaude. Laissez agir toute une nuit.

Bon à savoir

Le bicarbonate de soude, l'acide citrique, le percarbonate de soude et les cristaux de soude, qui se conservent plusieurs années au sec, se présentent sous forme de cristaux qui donnent une poudre solide. On peut parfois constater des grumeaux dans le paquet ; ils sont dus à un taux d'humidité trop important. Pour savoir si la poudre est toujours active, il suffit de verser une cuillerée à café de vinaigre blanc sur une petite quantité de poudre. Si vous obtenez une réaction mousseuse, c'est qu'elle a conservé toutes ses propriétés.

CRÈME À RÉCURER
MULTIUSAGE

Une recette pour récurer efficacement toutes les surfaces dures de la maison, tels que les éviers, les baignoires, les carrelages et les plaques de cuisson. Non toxique et respectueuse de l'environnement, cette crème est une alternative sûre et efficace aux produits conventionnels.

Ustensiles

- **1 BOL**
- **1 CONTENANT HERMÉTIQUE**

Ingrédients

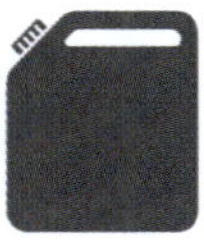

4 c. à soupe de savon noir liquide ou de Castille

+

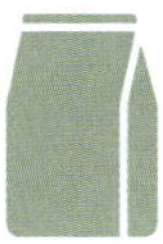

4 c. à soupe de bicarbonate de soude

+

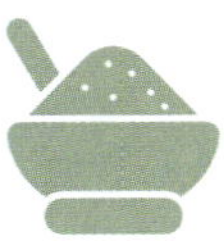

2 c. à soupe d'argile verte ou blanche

Étapes

1. Dans un bol, mélangez le savon noir, le bicarbonate de soude et l'argile jusqu'à ce que le mélange soit homogène.

2. Transférez la crème à récurer dans un récipient hermétique : c'est prêt !

Utilisation

Appliquez une petite quantité sur une éponge ou un chiffon humide et frottez la surface à nettoyer. Rincez abondamment à l'eau claire.

Conservation

Plusieurs mois à l'abri de la lumière et de l'humidité.

L'astuce de Mina

Si le mélange est trop épais, ajoutez un filet d'eau jusqu'à obtenir une consistance crémeuse.

LAVER LA VAISSELLE EN VERSION ZÉRO DÉCHET

Avant de trouver mes alternatives idéales, je suis passée par de nombreux flops, des éponges tawashi ratées aux recettes de liquide vaisselle fabriquées avec du faux savon de Marseille, totalement inefficaces ! Aujourd'hui, je peux enfin dire que je lave la vaisselle en mode zéro déchet.

1 Trouver *la* bonne éponge zéro déchet

Tout d'abord, j'ai arrêté d'acheter les éponges vertes et jaunes que nous connaissons tous. Depuis les années 1960 et l'invention de la double face (verte pour gratter, jaune pour absorber), l'éponge est devenue un essentiel de la cuisine. Cet accessoire à l'allure inoffensive a pourtant des faces sombres. Ces éponges, synthétiques, sont fabriquées à partir de mousse issue de dérivés de plastique, puis traitées à base de solvants chimiques qui leur confèrent une couleur attrayante et une meilleure résistance à l'humidité et aux bactéries. À chaque utilisation, des microplastiques s'en détachent, contribuant à polluer les sols et les eaux. Astiquer, laver, récurer en salissant la planète… Un sacré non-sens, n'est-ce pas ?

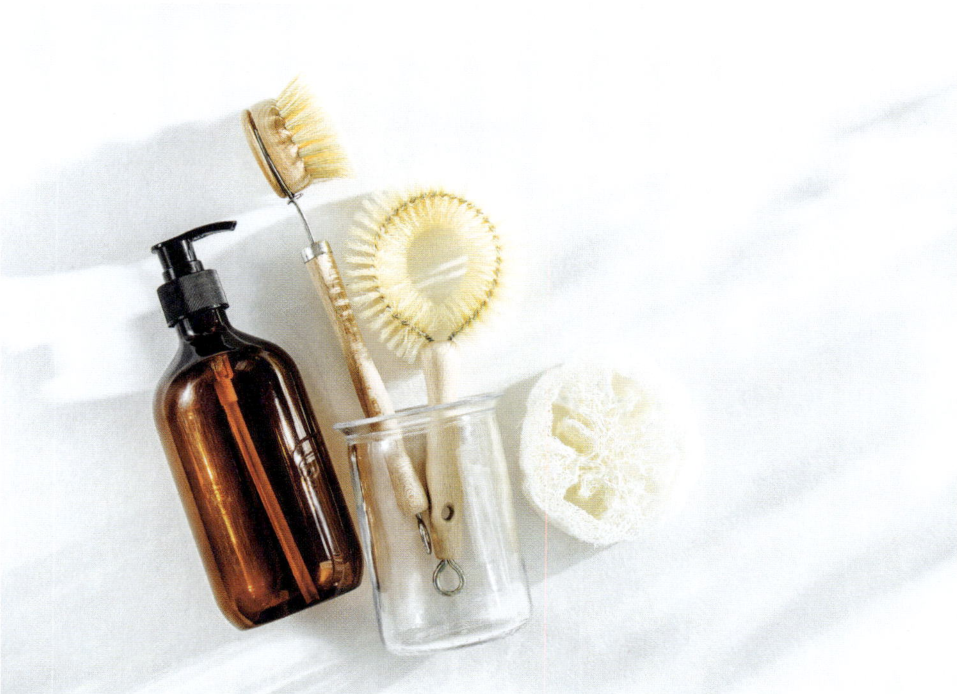

Je me suis donc intéressée aux éponges et aux brosses en fibre végétale. J'ai d'abord opté pour une éponge luffa. Elle fait très bien l'affaire au quotidien : lisse d'un côté pour un usage rapide et un peu plus rugueuse de l'autre quand il faut frotter. Elle est complètement naturelle et mousse bien, bref, elle est parfaite pour laver la vaisselle. Cependant, il me manquait quelque chose pour nettoyer le plan de travail, la table après les repas ou encore le four et les plaques de cuisson. Un jour, j'ai pensé à créer ma fameuse éponge double face : l'une en coton nid-d'abeilles pour nettoyer, l'autre en luffa pour récurer.

À cela s'ajoutent différentes brosses, toujours en fibre végétale, comme la brosse à vaisselle munie d'un manche, ou encore la brosse en fibres de noix de coco pour récurer de façon plus intense sans rayer.

Ces éponges et brosses peuvent être utilisées pour la vaisselle, mais pas seulement ! La brosse en fibres de coco peut servir à brosser les légumes ou à frotter des chaussures. La brosse à manche est idéale pour récurer les joints. Bien évidemment, il vous faudra les dissocier de celles dédiées aux usages alimentaires.

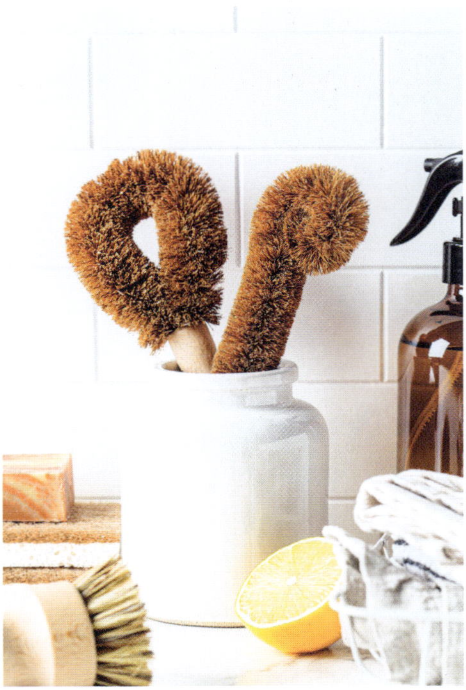

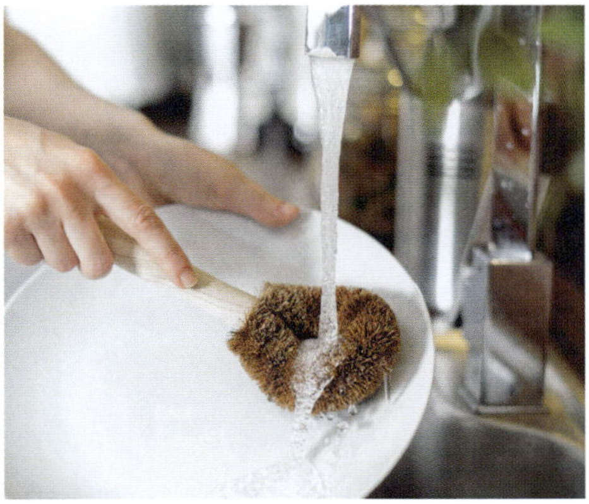

Bon à savoir

Comestibles, les fruits verts du luffa, ou courge éponge, sont consommés à l'état jeune dans les cuisines africaine et asiatique. À maturité, ils sont séchés et utilisés pour fabriquer des éponges.

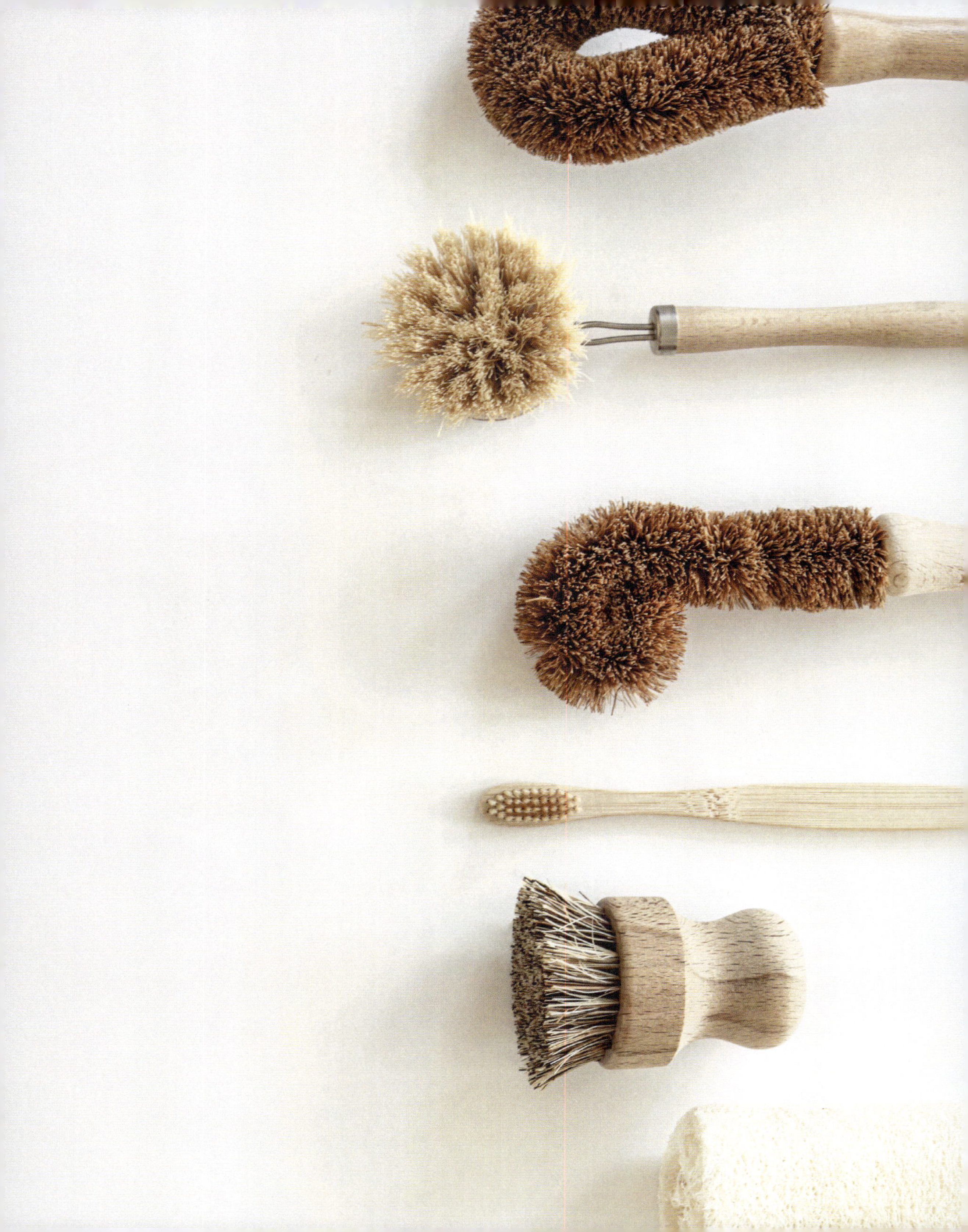

2 Choisir son produit vaisselle naturel

Côté produit vaisselle, vous pouvez, par exemple, l'acheter en vrac – il est souvent vendu dans les enseignes bio – en utilisant un contenant rechargeable. C'est ce que j'ai fait pendant très longtemps ; une solution qui présente un bon rapport qualité-prix. Mais vous devinerez sans grande surprise que j'ai ensuite bidouillé ma propre recette de liquide vaisselle, que je vous livre juste après !

Plus tard, avec trois enfants à la maison et ma boutique en ligne qui prenait de l'ampleur, je me suis délestée de certaines charges, dont la fabrication du liquide vaisselle, et j'ai opté pour un cube de savon de Marseille véritable. Choisissez plutôt le vert. Le savon de Marseille est un produit efficace, traditionnel et très économique qui se conserve longtemps. Vous l'utiliserez pour la vaisselle mais aussi comme produit d'entretien pour la maison.

> ***L'astuce de Mina***
>
> Pour éviter qu'un film blanchâtre se dépose sur votre vaisselle après l'avoir lavée au savon de Marseille, rincez-la à l'eau tiède.

Laver la vaisselle, ce n'est pas qu'à la main. Les foyers sont de plus en plus équipés de lave-vaisselle et on me demande souvent une recette de pastille adaptée ; une requête à laquelle je réponds : « Je n'en ai pas. » Certaines préparations maison ne fonctionnent pas et acheter des produits du commerce présentant une bonne composition convient bien aussi. Rien n'oblige à tout faire soi-même. Peut-être trouverai-je la bonne recette un jour, et, promis, je vous la partagerai. En attendant, voici une petite astuce pour faire des économies : couper la tablette pour lave-vaisselle en deux. Ainsi, vous ferez deux lavages au lieu d'un, et ils seront tout aussi efficaces !

> ***L'astuce de Mina***
>
> Privilégiez le programme éco de votre lave-vaisselle. Il permet de réduire jusqu'à 45 % la consommation de ce dernier par rapport au programme intensif.

LIQUIDE VAISSELLE HYPER SIMPLE
AU SAVON DE MARSEILLE

Si le cube de savon de Marseille pour laver la vaisselle ne vous branche pas et que vous souhaitez tout de même utiliser un produit sain, je vous ai concocté une petite tambouille, très simple et très efficace.

Ustensiles

- 1 RÂPE À FROMAGE
- 1 FLACON À POMPE EN VERRE OU 1 BOUTEILLE DE LIQUIDE VAISSELLE EN PLASTIQUE VIDE

Ingrédients

1 cube de savon de Marseille véritable (50 g)

+

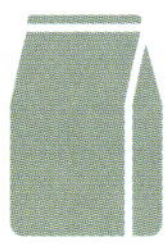

1 c. à soupe de bicarbonate de soude

+

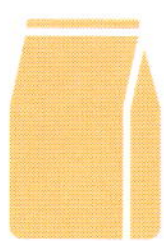

1 c. à soupe de soude en cristaux

+

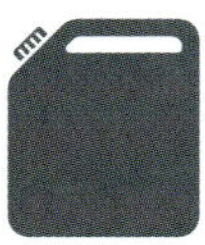

2 c. à soupe de savon noir

Étapes

1. Portez à ébullition 1 l d'eau.
2. Pendant ce temps, râpez le cube de savon de Marseille en copeaux. Versez-les dans l'eau bouillante pour les faire fondre complètement. Laissez refroidir.
3. Ajoutez le bicarbonate de soude, les cristaux de soude et le savon noir. Touillez : c'est prêt ! Si la consistance est trop pâteuse, ajoutez de l'eau. Secouez avant usage.
4. Transvasez le mélange dans un flacon ou une bouteille.

Utilisation

Une noisette sur l'éponge suffit.
Bien humidifier l'éponge et la vaisselle.

Conservation

Plusieurs mois.

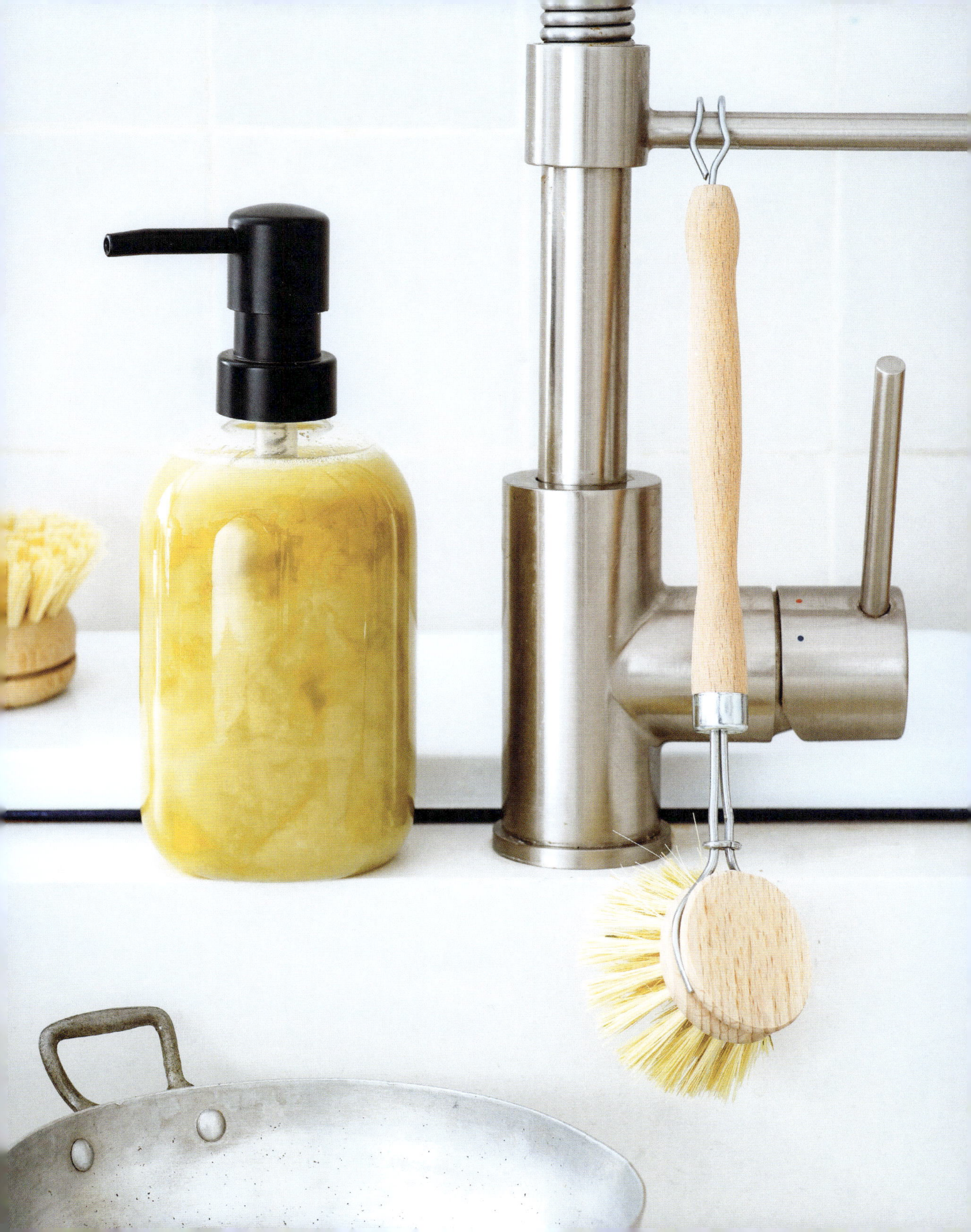

AVEC QUELS ACCESSOIRES FAIRE LE MÉNAGE ?

Vous l'aurez compris, pour faire le ménage en version green, peu de produits sont nécessaires, et il en est quasiment de même pour les accessoires. On opte pour du réutilisable, du durable et une composition en fibres naturelles. Vous avez forcément dans vos placards des torchons, qui sont une bonne base, puisqu'ils sont tout à fait utilisables pour faire le ménage. Vous vous souvenez de la brosse à manche, de la brosse en fibres de coco ou encore des éponges luffa et double face (nid-d'abeilles et luffa) pour laver la vaisselle ? Eh bien, on prend les mêmes et on recommence !

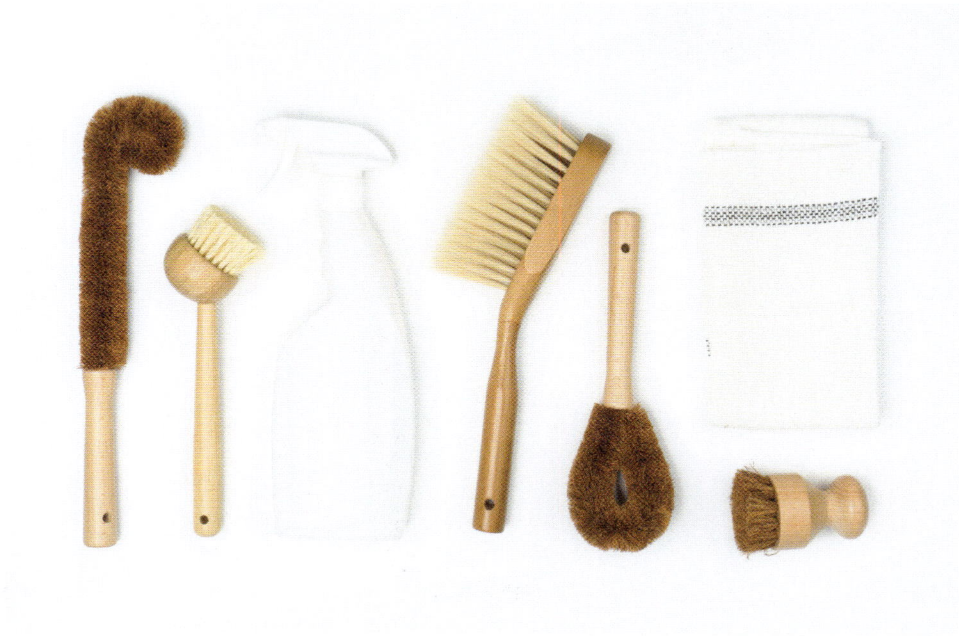

Bon à savoir

Du vinaigre blanc dilué dans de l'eau, utilisé avec du papier journal pour nettoyer et faire briller les vitres, il n'y a rien de mieux !

On asperge la vitre du mélange vinaigre blanc et eau (moitié-moitié dans le vaporisateur) puis on passe un papier journal. Résultat : des vitres propres et brillantes.

Je remplace...

Éponges jetables pour la vaisselle	Éponges bifaces luffa et nid-d'abeilles
Essuie-tout jetable	Torchon ou essuie-tout réutilisable
Lingettes jetables	Lingettes multisurfaces réutilisables à l'infini (voir p. 40)
Brosses en plastique	Brosse en fibres de coco
Plumeau jetable	Plumeau véritable
Serpillière	Serpillière en fibres végétales

LINGETTES MULTISURFACES
RÉUTILISABLES À L'INFINI

Vous êtes habitué à passer un coup de lingette sur les surfaces (meubles, tables, plan de travail, toilettes) ? Vous pouvez continuer à le faire en version réutilisable et très efficace avec ce DIY.

Ustensiles

- PLUSIEURS TORCHONS OU 1 GRAND DRAP
- 1 BOCAL

Ingrédients

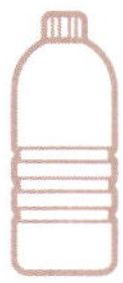

40 cl de vinaigre blanc (14°) ou de vinaigre infusé (voir p. 24)

+

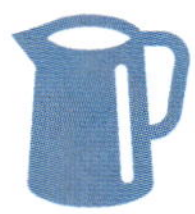

40 cl d'eau filtrée ou bouillie

+

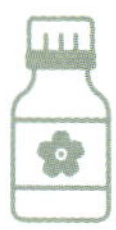

10 gouttes d'huile essentielle d'arbre à thé ou de citron (facultatif)

Étapes

1. Découpez les torchons ou le drap en lingettes de la taille de votre choix, puis mettez-les dans le bocal. Ajoutez le vinaigre.

2. Versez l'eau dans le bocal, puis laissez refroidir.

3. Ajoutez éventuellement l'huile essentielle, fermez le bocal et retournez-le afin de bien imprégner les lingettes. Laissez macérer quelques heures avant la première utilisation.

Utilisation

Pour utiliser ces lingettes, rien de plus simple ! Secouez le bocal, puis sortez-en une, essorez-la et passez-la sur la surface à nettoyer. Après utilisation, ne remettez pas la lingette dans le bocal ; rincez-la et passez-la en machine avec le linge sale peu délicat, à 60 °C pour éliminer les bactéries. Puis, retour dans le bocal !

Conservation

Il n'y a pas de durée de conservation. Tant qu'il y a du vinaigre dans le bocal, la préparation peut être utilisée. Le tout est de ne pas y replonger les lingettes sales.

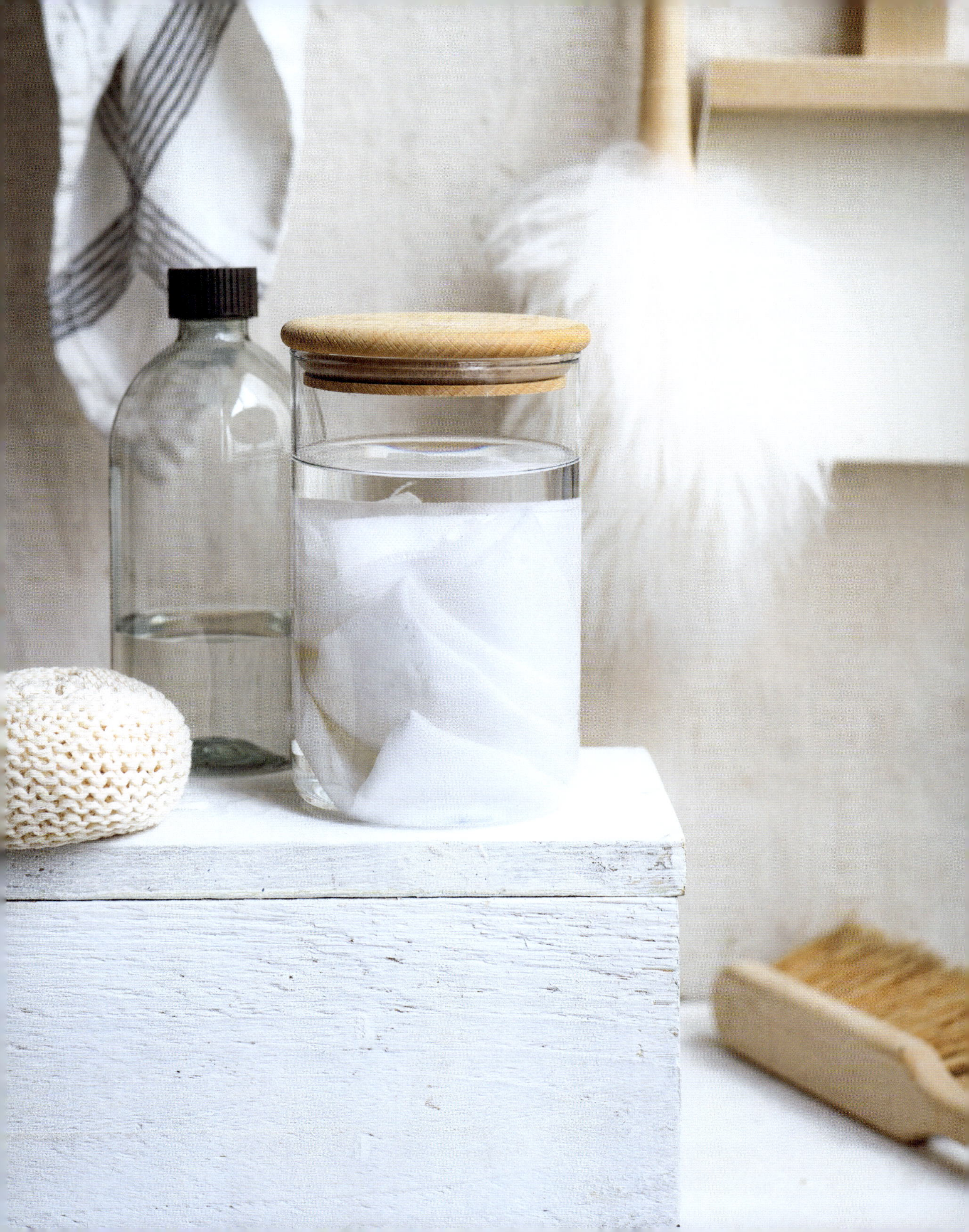

L'astuce de Mina

- J'utilise un vinaigre blanc à 14° pour une meilleure efficacité. Plus le vinaigre est acide, plus il sera efficace pour réagir contre le calcaire et nettoyer.
- Pour éviter toute odeur d'humidité, laissez les lingettes baigner dans le liquide. Sortez-les et essorez-les uniquement pour utilisation. N'hésitez pas à ajouter du liquide si les lingettes ne sont plus complètement immergées.

Voilà plus de quatre ans que j'utilise cette alternative aux lingettes jetables. À mes débuts, j'ajoutais systématiquement à la préparation des huiles essentielles contre les microbes et les bactéries. Petit à petit, je me suis rendu compte qu'il était possible de faire sans ; il en est d'ailleurs de même pour la majorité des produits ménagers. Ainsi, je n'utilise plus du tout d'huiles essentielles pour cet usage. En avançant dans ma transition, j'ai compris qu'il fallait utiliser ces dernières à bon escient (soin du corps, aromathérapie...). La fabrication d'une fiole d'huile essentielle nécessite en effet une quantité astronomique de plantes. À partir de ce constat, chacun est libre d'en utiliser ou non dans la préparation des produits ménagers.

En adoptant les solutions de ce chapitre, vous éviterez l'usage unique. Résultat : des déchets en moins et fini les microplastiques qui se détachent des chiffons en microfibre et autres éponges synthétiques !

COMMENT ÊTRE ZÉRO DÉCHET JUSQU'AU PETIT COIN ?

Tirer une chasse d'eau équivaut à déverser dans les canalisations un pack d'eau de 6 bouteilles d'1,5 l. Et fabriquer un rouleau de papier toilette, c'est environ 170 l d'eau. Vous voyez où je veux en venir ? Le zéro déchet dans les toilettes, on peut s'en approcher !

1 Économiser l'eau

Ne prenez pas peur, je ne vous donnerai pas un tuto pour passer aux toilettes sèches dans votre appartement, mais juste un petit truc pour économiser quelques litres. C'est assez simple, il suffit de placer dans le réservoir une bouteille d'eau pleine de 1,5 l ; ainsi, moins d'eau sera utilisée.

2 Plus de papier toilette, est-ce possible ?

Il existe une alternative au papier toilette : le bidet ou la douchette à installer dans les toilettes. Ces systèmes d'installation sont de plus en plus répandus dans les enseignes de bricolage et faciles à mettre en place. Après s'être rincé, il suffira de se sécher avec une petite serviette. Vous pouvez également opter pour des carrés de tissu réutilisables, mais j'avoue ne pas être fan de ce système avec les besoins en roulement lorsqu'on est une famille.

Si vous choisissez une option sans papier toilette, gardez quand même quelques rouleaux à la maison pour les invités !

3 Faire l'impasse sur les produits conventionnels d'entretien

Optez plutôt pour des poudres biodégradables, super efficaces contre le tartre. Diluez 3 à 4 c. à soupe d'acide citrique dans un 1 l d'eau chaude, puis versez dans les toilettes. Laissez agir de 30 min à toute une nuit, selon l'état, puis frottez. Toilettes clean assurées !

L'astuce de Mina

Pour parfumer vos toilettes, placez-y un pot-pourri. Si une mauvaise odeur persiste, craquez une allumette, puis éteignez-la. Magique, plus d'odeur désagréable.

PASTILLES WC
MAGIQUES

Le mélange de ces poudres crée une réaction effervescente au contact de l'eau. Cette réaction est très efficace pour décoller le tartre des parois.

Ustensiles

- PLUSIEURS MOULES OU 1 BOCAL
- 1 VAPORISATEUR D'EAU (FACULTATIF)

Ingrédients

Pour environ 60 pastilles

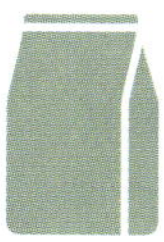

280 g de bicarbonate de soude

\+

80 g d'acide citrique

\+

40 g de soude en cristaux

\+

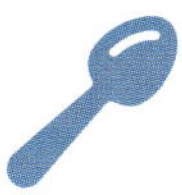

1 c. à soupe d'eau

Étapes

1. Mélangez toutes les poudres.

2. Vaporisez un peu d'eau sur le mélange – le vaporisateur est utile pour mieux contrôler la quantité d'eau ajoutée, mais une simple cuillère à soupe fera également l'affaire. N'ajoutez pas trop d'eau, juste de quoi rendre la préparation un peu sableuse. Pour ne pas perdre en efficacité, la préparation ne doit pas mousser.

3. Tassez la préparation dans les moules et laissez prendre 3 à 4 h. C'est prêt !

Utilisation

Jetez une pastille dans les toilettes et laissez reposer toute une nuit. Frottez le lendemain matin, puis tirez la chasse.

Variante

Vous pouvez aussi verser le mélange directement dans un bocal après l'étape 1. Utilisez ensuite la poudre telle quelle dans les toilettes à l'aide d'une cuillère.

Conservation

Plusieurs mois dans un contenant hermétique à l'abri de la chaleur et de l'humidité.

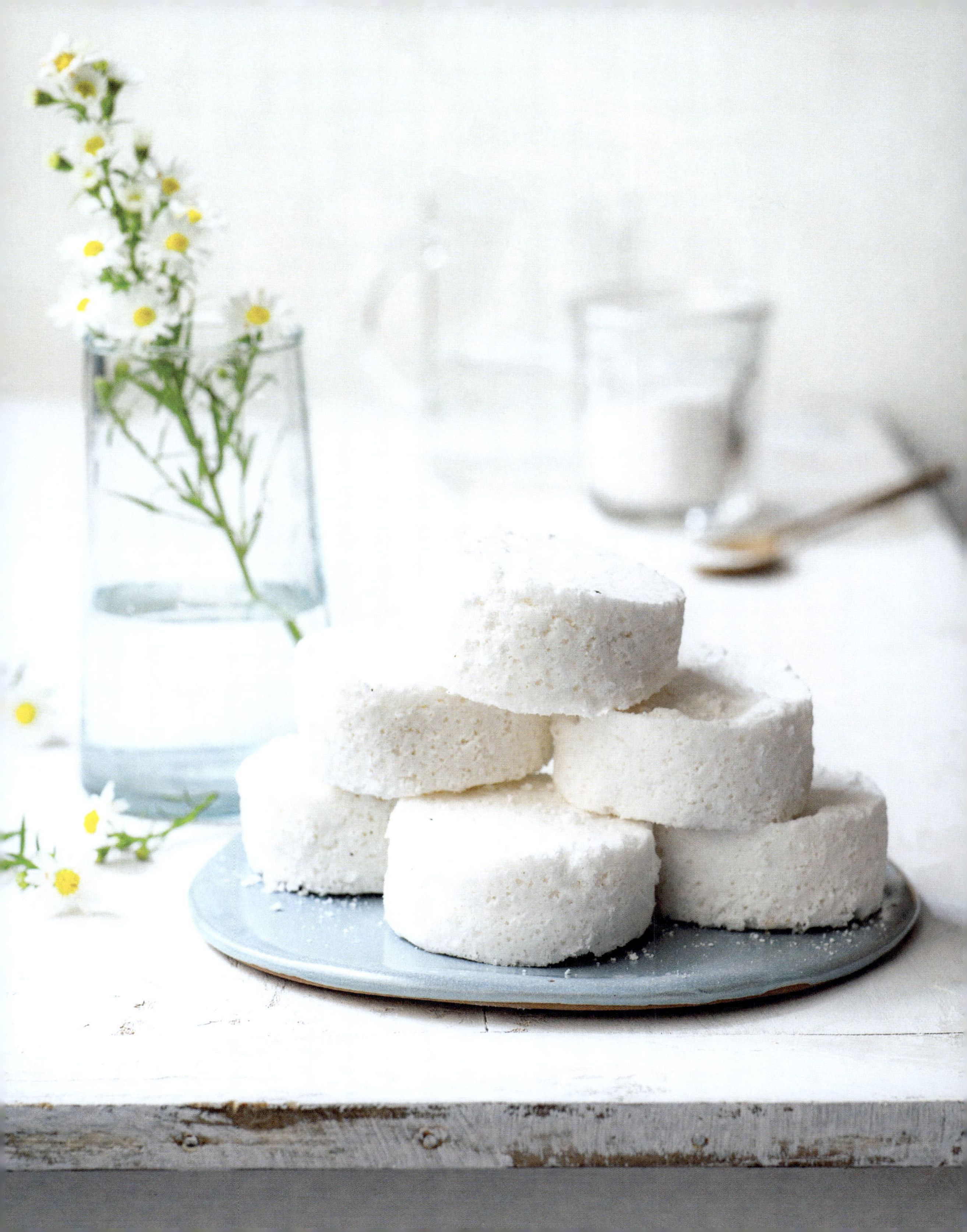

PRENDRE SOIN DE SON LINGE

Nos vêtements sont notre deuxième peau, ils sont en contact direct avec notre épiderme, nos muqueuses, il est donc primordial de savoir comment les entretenir sans porter atteinte à notre santé. Les produits écologiques constituent la meilleure alternative aux agents nettoyants conventionnels, car ils sont respectueux, économiques, et tout aussi efficaces. En effet, ils ne contiennent aucun composant susceptible de nuire à l'environnement et à notre santé.

1 La lessive maison : mes recettes secrètes

Avec trois enfants en bas âge à la maison, les taches, ça me connaît ! Je n'utilise plus de lessives classiques, d'adoucissants et autres produits d'entretien du linge conventionnels. Une économie d'argent, un gain de place dans ma buanderie et la planète me remercie. Le vrac, le fait maison, les contenants rechargeables, l'offre est large et vous n'avez plus qu'à choisir ce qui vous convient le mieux.

De mon côté, j'ai enfin trouvé la recette géniale de lessive maison ! Prête en cinq minutes, économique, elle est super détachante, n'abîme pas les textiles et est exempte de produits toxiques, que demander de plus ? Elle désodorise mais ne donne aucune odeur aux vêtements, ce qui est volontaire de ma part… Je vous la livre en détail juste après !

2 L'assouplissant, vraiment indispensable ?

Non, l'assouplissant n'est pas essentiel ! L'utiliser se justifie seulement si l'eau est calcaire, car la dureté de l'eau a tendance à rendre le textile moins souple, plus rêche. Pour y remédier, vous pouvez opter simplement pour un mélange de 2 c. à soupe d'acide citrique dilué dans 1 l d'eau. Une dose suffit dans le compartiment à adoucissant. Si votre eau est trop calcaire, n'hésitez pas à utiliser de l'eau déminéralisée. Cette préparation peut se conserver trois mois dans un contenant hermétique à l'abri de la lumière.

RECETTE POUR LINGETTES
SPÉCIAL TACHES TENACES

Une recette imparable pour rendre leur éclat aux lingettes réutilisables et désincruster les taches tenaces. Testée et approuvée !

Ustensile

- **1 CONTENANT**

Ingrédients

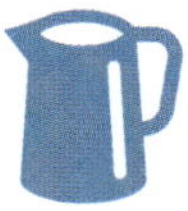

1 l d'eau bouillante

\+

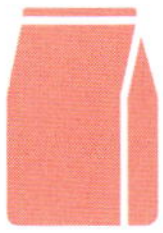

2 c. à soupe de percarbonate de soude

\+

1 c. à soupe de soude en cristaux

Étapes

1. Mettez les lingettes lavables dans un contenant et versez-y les ingrédients ci-contre. Le mélange va mousser.
2. Laissez tremper toute une nuit puis passez les lingettes en machine à 30-40 °C (avec votre linge) ou rincez-les à la main avec du savon.

Utilisation

Même les taches de maquillage waterproof ne résistent pas à cette recette !

Ne pas utiliser ce procédé à chaque lavage, seulement de temps en temps.

L'astuce de Mina

- Pour redonner de l'éclat au linge blanc ou le détacher, ajoutez 1 c. à soupe de percarbonate (ou 2 selon le volume et les taches) directement dans le tambour.
- En cas de tache sur le vêtement, vous pouvez frotter avec du savon de Marseille véritable (voir p.20), puis mettre en machine.
- Si les vêtements sont trop odorants, n'hésitez pas à ajouter 1 c. à soupe de bicarbonate de soude directement dans le tambour. Le bicarbonate va agir comme désodorisant.

LESSIVE EN POUDRE
EN 5 MIN CHRONO AU BLENDER

•

Je préconise d'utiliser cette lessive en poudre pour les cycles à 40 °C et plus.

Ustensiles

- 1 BLENDER
- 1 BOCAL

Ingrédients

400 g de savon de Marseille ou en paillettes (sans glycérine ajoutée)

+

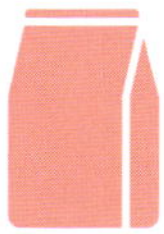

160 g de percarbonate de soude

+

320 g de cristaux de soude

+

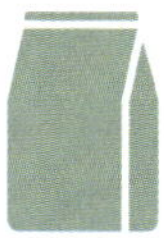

400 g de bicarbonate de soude

Étapes

1. Placez tous les ingrédients dans un blender et mixez pour obtenir une poudre fine. Faites-le en plusieurs fois pour un résultat optimal.

2. Versez la poudre dans un bocal.

C'est déjà terminé !

Utilisation

Placez la poudre dans le bac prévu à cet effet ou directement dans le tambour :
1 c. à soupe bombée = 1 machine.
Si le linge est très sale et/ou s'il y en a beaucoup, on opte pour 2 c. à soupe bombées. Cette lessive peut être utilisée pour toutes les couleurs et tous les types de textiles. Pour les lavages jusqu'à 30 °C, privilégiez une lessive liquide, car elle fond plus facilement que la poudre à ces températures. À moins qu'elle ne soit moulue très finement.

Conservation

Conservez dans un bocal, à l'abri de la chaleur et de l'humidité.

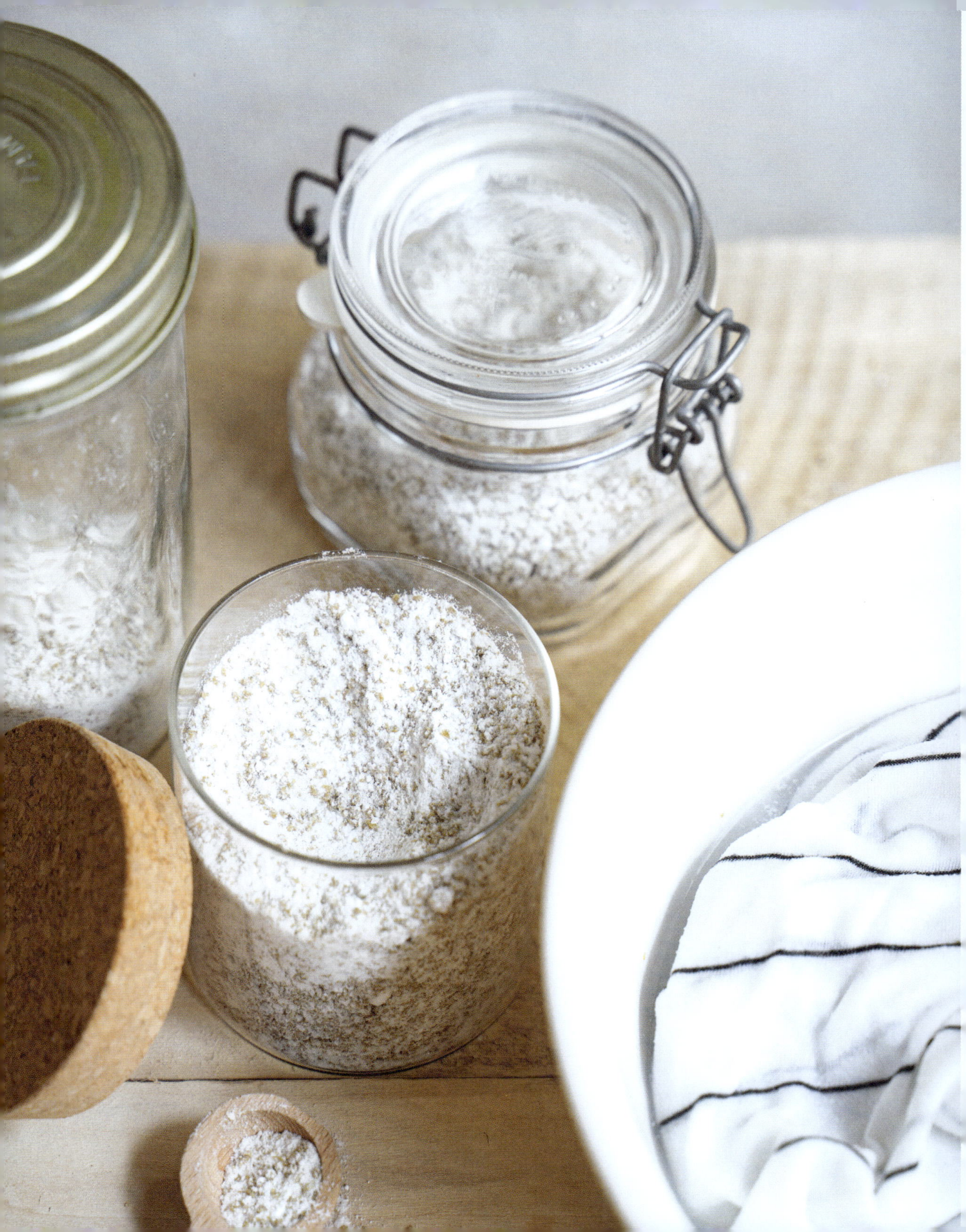

LESSIVE LIQUIDE AU SAVON NOIR

POUR LE LINGE DÉLICAT

Je préconise la lessive liquide pour les lavages à 30 °C et à froid, et surtout pour les linges délicats et peu sales. Je ne conseille pas d'utiliser d'huiles essentielles pour parfumer, car c'est tout simplement du gaspillage. Après rinçage, l'odeur de l'huile essentielle disparaît.

Ustensile

- 1 CONTENANT

Ingrédients

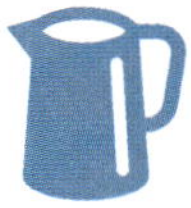

1 l d'eau

\+

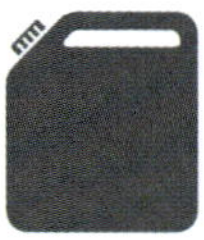

50 g de savon noir

Étape

Mettez 50 g de savon noir dans un contenant, puis ajoutez 1 l d'eau. Mélangez. C'est prêt à être utilisé !

Utilisation

Pour le dosage, vous pouvez réutiliser un bouchon doseur de votre ancienne lessive et les mêmes proportions. Sinon, entre 10 cl et 20 cl par machine selon la quantité ou l'état de salissure des vêtements. Secouez avant chaque utilisation.

Conservation

Conservez dans un contenant hermétique, à l'abri de la lumière et de l'humidité.

L'astuce de Mina

La recette est proposée ici avec du savon noir liquide, plus simple à mélanger. S'il s'agit de savon noir en pâte, délayez-le bien au préalable dans de l'eau chaude, puis transvasez la préparation dans un contenant. Vous pouvez n'en mettre que 30 g car ce dernier est plus concentré.

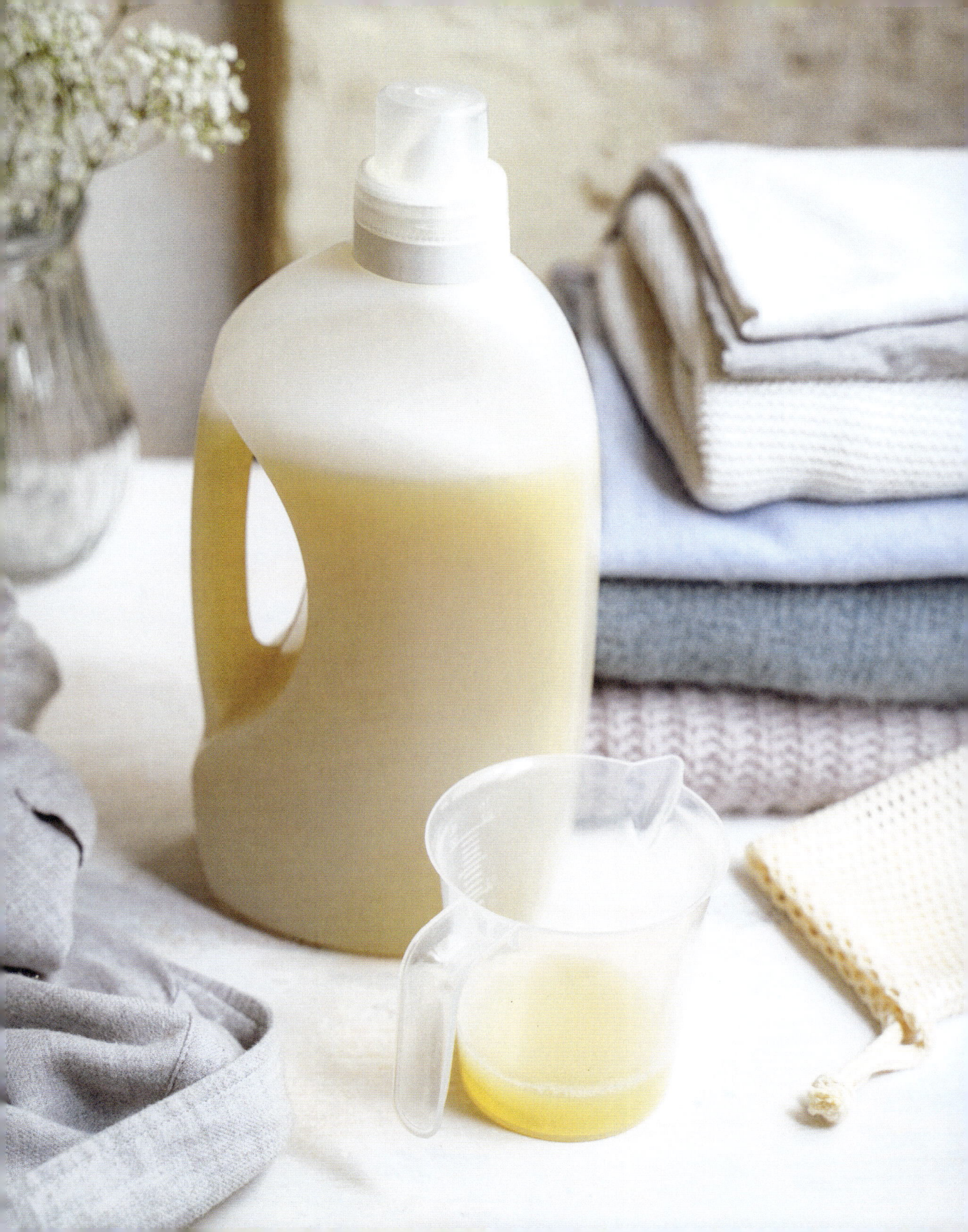

5 CONSEILS POUR ACHETER *ses vêtements en seconde main*

Puisque nous parlons de linge, c'est le moment de vous donner quelques pistes pour acheter en seconde main.

1 *En finir avec les idées reçues*

Vieux chandails, pulls qui grattent, pantalons ringards, autant d'a priori sur les vêtements de seconde main… Qui ne sont plus justifiés ! Le succès des sites et des appli dédiés à la seconde main le démontrent. S'il est indispensable pour vous d'essayer, optez pour les friperies. Cherchez les magasins de seconde main dans votre région et visitez-les régulièrement. Vous pourrez même glisser au vendeur vos préférences et lui laisser votre numéro afin qu'il vous prévienne des arrivages. Aujourd'hui, certaines grandes enseignes proposent des rayons de vêtements d'occasion.

2 Posez-vous la question du besoin

Acheter de seconde main reste un achat, et peut rapidement devenir addictif. La fameuse chasse aux bonnes affaires ! Trouver la belle pièce ajoutant du style et de la personnalité à sa garde-robe est grisant. Même en seconde main, demandez-vous si vous en avez vraiment besoin : « N'ai-je pas une pièce similaire ? », « Avec quoi vais-je la porter ? », « Vais-je vraiment la porter ? »

Adoptez les bons réflexes lorsque vous achetez en ligne

3

Les plateformes en ligne, telles que Vinted, Vestiaire Collective ou encore ThredUp, regorgent de produits. Pour éviter de perdre du temps, et pour n'acheter que ce dont vous avez besoin, utilisez les filtres (couleur, taille, pointure…). Gardez l'œil ouvert : les pièces peuvent présenter des traces d'usures. Coutures, cols, boutonnières, aisselles ou semelles de chaussures ont tendance à s'abîmer facilement. Avisez en fonction, et n'hésitez pas à négocier avec le vendeur.

La location, et pourquoi pas ?

4

Plusieurs options existent pour louer des vêtements, en ligne et parfois même en boutique. Les services de location de vêtements en ligne fonctionnent généralement par abonnement mensuel. Les abonnés choisissent un certain nombre d'articles qu'ils peuvent porter pendant une période déterminée. Les magasins de location de vêtements permettent quant à eux de louer des tenues pour une occasion spéciale, un mariage ou une soirée par exemple. Particulièrement intéressant quand on sait que l'on reporte rarement les tenues achetées pour ce genre d'évènement.

5 *Pensez au troc*

Organisez des soirées de troc avec vos amis ou renseignez-vous sur les événements de troc dans votre région. C'est un excellent moyen de trouver de nouvelles pièces tout en vous débarrassant des vêtements que vous ne portez plus. Cette économie circulaire prend de l'ampleur. Il s'agit d'étendre une logique à l'œuvre de tout temps, surtout avec les vêtements d'enfants, qui circulent dans les fratries ou entre familles et amis proches.

Les recettes de Mina

Ma cuisine zéro déchet :

ASTUCES ET BONS PETITS PLATS

Cuisiner zéro déchet, c'est réduire au maximum la quantité de déchets générée lors de la préparation, de la cuisson et de la consommation des aliments.

Dans une cuisine zéro déchet, les aliments sont achetés en vrac ou dans des emballages réutilisables, tels que des sacs en toile ou des bocaux en verre. Les restes de nourriture sont transformés en compost, qui peut être utilisé pour fertiliser le jardin. Les déchets d'une recette deviennent les ingrédients d'une autre. Les ustensiles de cuisine et les plats sont choisis pour leur durabilité et leur longévité, et les produits de nettoyage sont fabriqués à partir d'ingrédients naturels et non toxiques. L'objectif ? Réduire son empreinte carbone et protéger l'environnement. C'est aussi préférer une alimentation saine et consciente, sélectionner des aliments frais et locaux.

FAIRE SES COURSES SANS GÉNÉRER DE DÉCHETS OU PRESQUE

Qui n'a pas déjà été étonné en voyant le nombre d'emballages à jeter après avoir rangé les courses ? Ou encore lors d'un repas pris à emporter ? Comment changer ses habitudes ? Je vous explique !

1 La liste de courses : indispensable !

Le premier conseil que je peux vous donner est le suivant : faites vos courses le ventre plein. Testez cette astuce simple et, vous verrez, vous céderez moins à la tentation. Pour parler plus « praticopratique », la première étape est d'établir une liste de courses. Une contrainte ? Bien au contraire ! Votre devise : « Je fais ma liste et je m'y tiens ! » Ne pensez pas qu'en dressant votre liste de courses, vous ferez preuve de radinerie ou créerez de la frustration. L'idée ici est plutôt de poser un cadre et de le respecter afin d'ancrer de nouvelles habitudes de consommation.

Pour ce faire, n'hésitez pas à définir vos menus de la semaine à l'avance. Nul besoin de vous mettre la pression pour avoir le repas le plus *funky* possible ; un brainstorming en famille peut suffire. Sinon, un petit coup d'œil aux livres ou applications de recettes de cuisine pour varier et innover. Je vous garantis une charge mentale allégée, moins de gaspillage alimentaire et de belles économies.

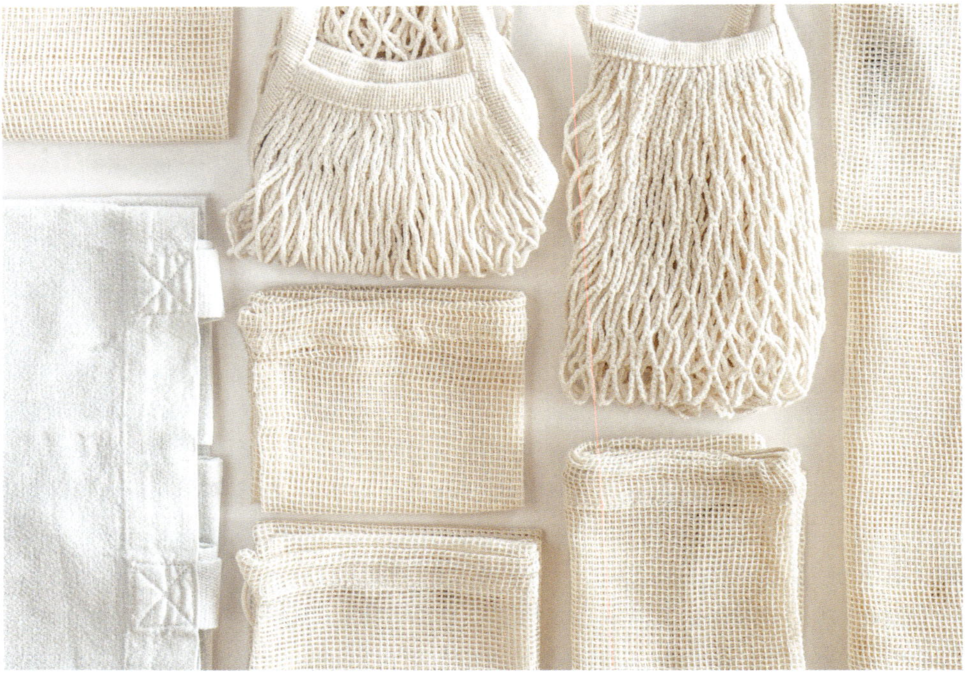

L'important est d'écrire les bonnes choses sur sa liste de courses. Les « bonnes choses » ? C'est très subjectif, car tout va dépendre des goûts, du budget, des envies de chacun. Néanmoins, une chose nous rassemble : la volonté de changer de mode de consommation. Alors, on va opter pour des produits locaux, de saison, en vrac ou avec le moins d'emballages possible, un univers bien différent du traditionnel supermarché, et acheter la juste quantité. La note peut en effet vite grimper, alors la liste, on s'y tient !

Un autre point très important : ce n'est pas parce qu'un produit est en promotion qu'il faut l'acheter ! Les réductions déclenchent chez nous un mécanisme assez étrange. Un article auquel nous n'avions même pas pensé se transforme inconsciemment en « besoin » impératif. Réflexe à avoir : tracer son chemin et se tenir à sa liste de départ. Sauf, bien sûr, s'il s'agit d'un produit de consommation courante (*team* « j'aime les bons plans ! »). À quoi bon encombrer les placards ? Si ce n'est pour gonfler sa charge mentale. Moins vous achèterez, plus rapidement vous rangerez. Quel gain de temps et d'énergie !

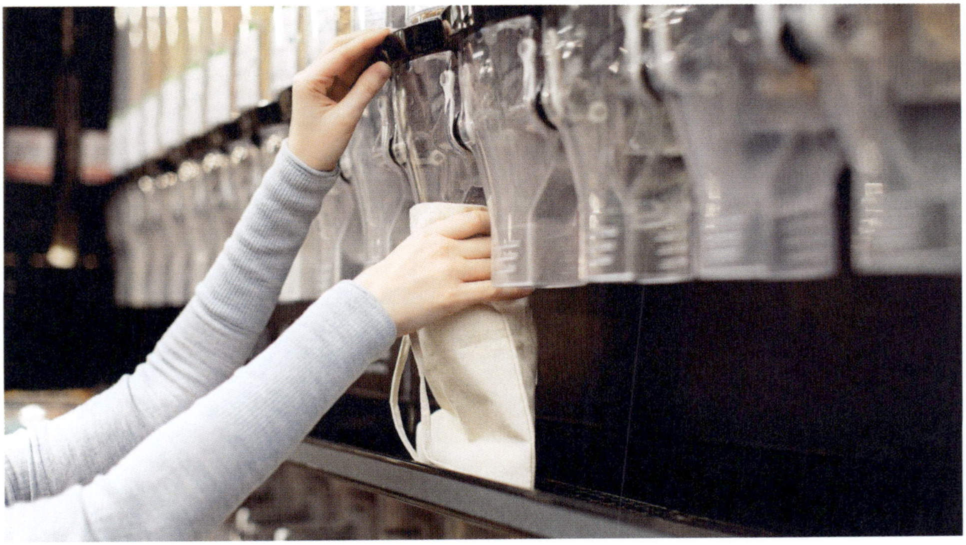

2 Acheter en vrac

Vous l'aurez sans doute deviné, mon deuxième conseil, c'est l'achat en vrac. Remplir ses sacs et les vider dans des contenants en arrivant chez soi. Vite fait, bien fait, les sacs sont ensuite rangés pour être réutilisés lors des prochaines courses. L'affaire est dans le sac !

Mais le vrac est-il adapté à toutes les bourses ? On entend souvent que le vrac est plus cher. C'est ici qu'il faut distinguer le vrac et le bio, que l'on a tendance à assimiler, pour comparer le comparable. Il est vrai qu'une grande partie des aliments secs vendus en vrac sont certifiés biologiques, d'où un prix plus élevé que les aliments dits « conventionnels ». Mais ce même produit certifié biologique avec emballage est généralement plus cher.

Il existe cependant des enseignes qui commercialisent des produits en vrac mais non certifiés biologiques, comme les épiceries Day by Day. Ainsi, à produit équivalent emballé, vous verrez une différence de prix à la baisse. Toutefois, si votre budget vous le permet, achetez bio ! Mon premier ticket de caisse dans une épicerie bio m'a donné des sueurs froides. La caisse enregistreuse s'est affolée ; je ne m'y attendais pas du tout. Il faut dire que je n'étais pas encore une as des silos du vrac ! J'en ris aujourd'hui. J'ai appris depuis qu'il faut consommer moins, mais mieux.

Bon à savoir

Emportez vos sacs, boîtes et n'importe quels autres contenants avec vous lors de vos courses au supermarché, à l'épicerie et même chez le boucher ou le fromager. Vous êtes dans votre bon droit. La loi antigaspillage[3] de février 2020 stipule que tout consommateur peut demander à être servi dans un contenant apporté par ses soins.

Produits laitiers et vrac ne font quant à eux pas vraiment bon ménage, pour plusieurs raisons. Le prix est souvent dissuasif et la disponibilité n'est pas toujours au rendez-vous. Eh non, nous n'avons pas tous une ferme près de chez nous ! Éviter les briques de lait, les boîtes de beurre ou les pots de yaourts qui s'amoncellent dans la poubelle semble une cause perdue. Pourtant, des solutions, qui ne prennent pas forcément beaucoup de temps, existent. Pour ce faire, adoptez les laits végétaux, un jeu d'enfant à préparer (voir recette p. 60) et très bons gustativement et pour la santé, ou encore les yaourts maison à base de lait végétal (ou de vache si vous voulez débuter sans trop brusquer vos habitudes). Un bon moyen pour faire des économies et végétaliser votre alimentation.

Ci-contre, je vous propose une recette très simple de fromage frais.

3 « La loi antigaspillage pour une économie circulaire entend accélérer le changement de modèle de production et de consommation afin de limiter les déchets et préserver les ressources naturelles, la biodiversité et le climat », www.ecologie.gouv.fr

BOULE
DE FROMAGE FRAIS

Ustensile

- **1 ÉTAMINE OU BAS NYLON**

Ingrédients

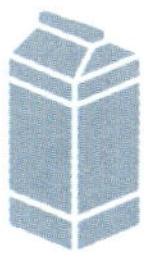

1 l de lait entier

+

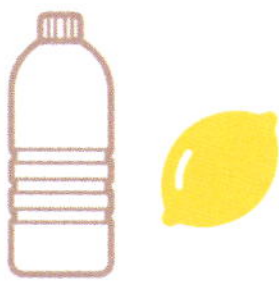

3 c. à soupe de jus de citron ou de vinaigre blanc (un peu plus si la préparation a du mal à cailler)

+

Ail et fines herbes

Étapes

1. Faites frémir le lait, puis versez le jus de citron ou le vinaigre blanc. Remuez jusqu'à ce que le mélange coagule (des grumeaux vont apparaître), c'est le caillé qui se forme. Il faut touiller à peu près 10 min.

2. Éteignez le feu et laissez refroidir. En refroidissant, la préparation va se compacter. En attendant, préparez votre assaisonnement. Faites selon vos goûts. Vous pouvez opter pour une gousse d'ail râpée et un mélange de fines herbes.

3. Une fois la préparation bien refroidie, ajoutez l'assaisonnement et remuez.

4. Filtrez le petit-lait au-dessus d'un saladier. Pour ce faire, utilisez l'étamine (tissu au maillage serré ; si vous n'en avez pas, un collant peut faire l'affaire) dans laquelle vous versez le mélange et pressez en formant une boule, jusqu'à faire sortir un maximum de petit-lait.

5. Laissez reposer au moins 1 h, puis dégustez. Plus le temps de pause est long dans l'étamine, plus vous obtiendrez un fromage ferme.

Conservation

Trois jours au frais.

LAIT D'AVOINE MAISON

HYPER FACILE

•

Le lait végétal d'avoine est mon préféré car il a un goût neutre et s'accorde à toutes les recettes (béchamel, gâteaux, crêpes...). Riche en fibres, il aide à réguler le transit intestinal et permet de contrôler le taux de glycémie (Idéal pour éviter le coup de barre du matin).

Ustensiles

- 1 PASSOIRE
- 1 ÉTAMINE OU BAS NYLON
- 1 BLENDER

Ingrédients

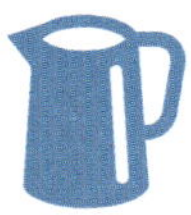

1 l d'eau

\+

150 g d'avoine

Étapes

1. Réhydratez l'avoine dans de l'eau durant 3 h minimum (ou pendant toute une nuit).
2. Égouttez dans une passoire fine et rincez l'avoine.
3. Mixez vos ingrédients dans un blender pendant 2 à 3 min.
4. Passez votre mélange à l'étamine pour récolter le lait en pressant bien la pulpe qui se trouve au fond.
5. Récupérez l'okara (la pulpe) et utilisez-la pour remplacer la farine dans un gâteau ou des cookies après l'avoir mixée finement.

Conservation

Conservez le lait d'avoine au frais jusqu'à 5 jours et n'oubliez pas d'agiter avant de consommer.

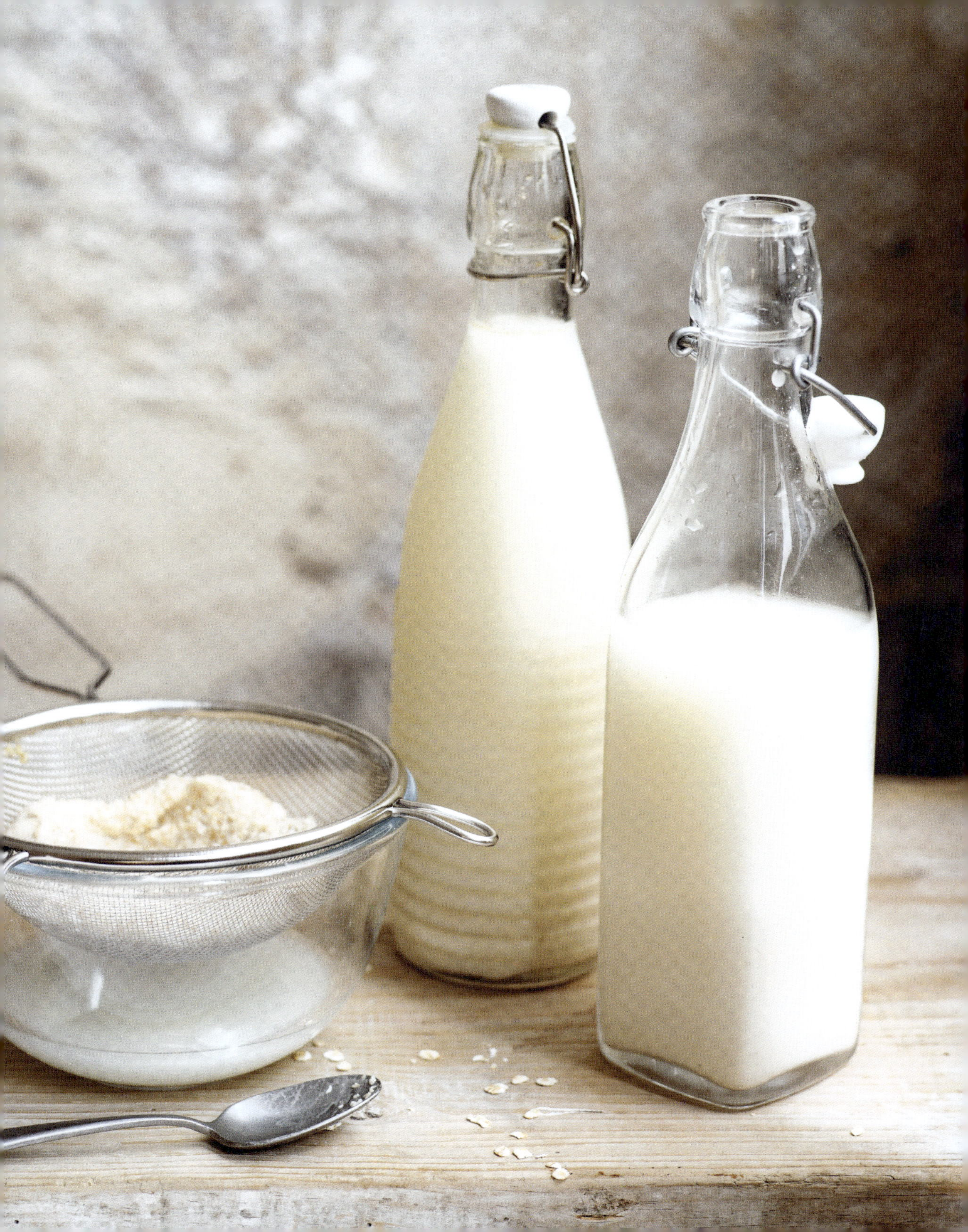

3 Opter pour des emballages recyclables

Si l'achat en vrac n'est pas un modèle qui vous correspond, vous pouvez tout de même limiter vos déchets en optant pour des emballages recyclables et en évitant le plastique. Les contenants en verre, comme les bocaux ou les bouteilles, sont recyclables à l'infini et encore mieux, vous pouvez les réutiliser. Les bouteilles en verre serviront pour les soupes en hiver, ou pour stocker vos produits ménagers faits maison : c'est l'esprit du zéro déchet. Les bocaux en verre sont tout à fait adaptés pour conserver vos denrées sèches.

Préférez également les emballages en carton, bien mieux recyclables que le plastique. Vous pouvez même les réutiliser pour des travaux créatifs avec les enfants. Les sachets fraîcheur sont quant à eux à bannir. Ce type de suremballage est une catastrophe. Regrouper des gâteaux par deux, trois ou plus dans des petits sachets individuels, généralement en plastique, est incompréhensible. Pourquoi créer un emballage à usage unique dont la durée de vie est de quelques secondes ? On vante le côté pratique pour le goûter à emporter des enfants, alors qu'une pochette à goûter fait parfaitement l'affaire, c'est ce que j'utilise pour les miens ! Les sachets fraîcheur ont certes le mérite de mieux conserver les gâteaux, mais une boîte hermétique rend exactement le même service. Ces déchets sont ceux que l'on retrouve le plus souvent dans la nature. Sans compter que le prix des produits suremballés de la sorte est plus élevé que ceux sans suremballage.

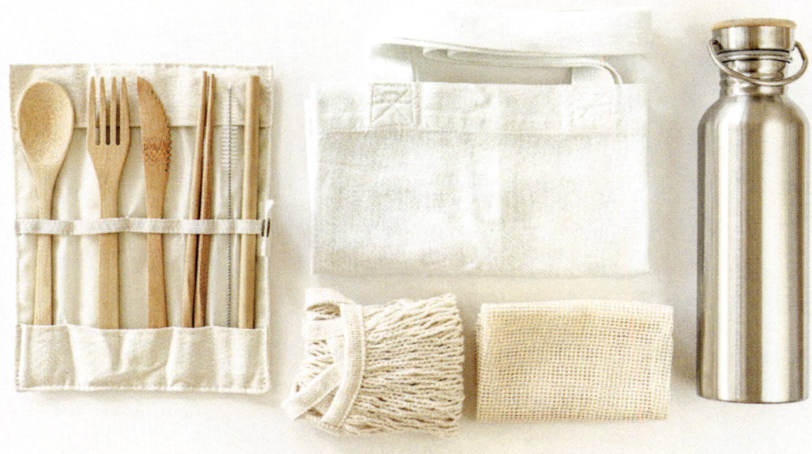

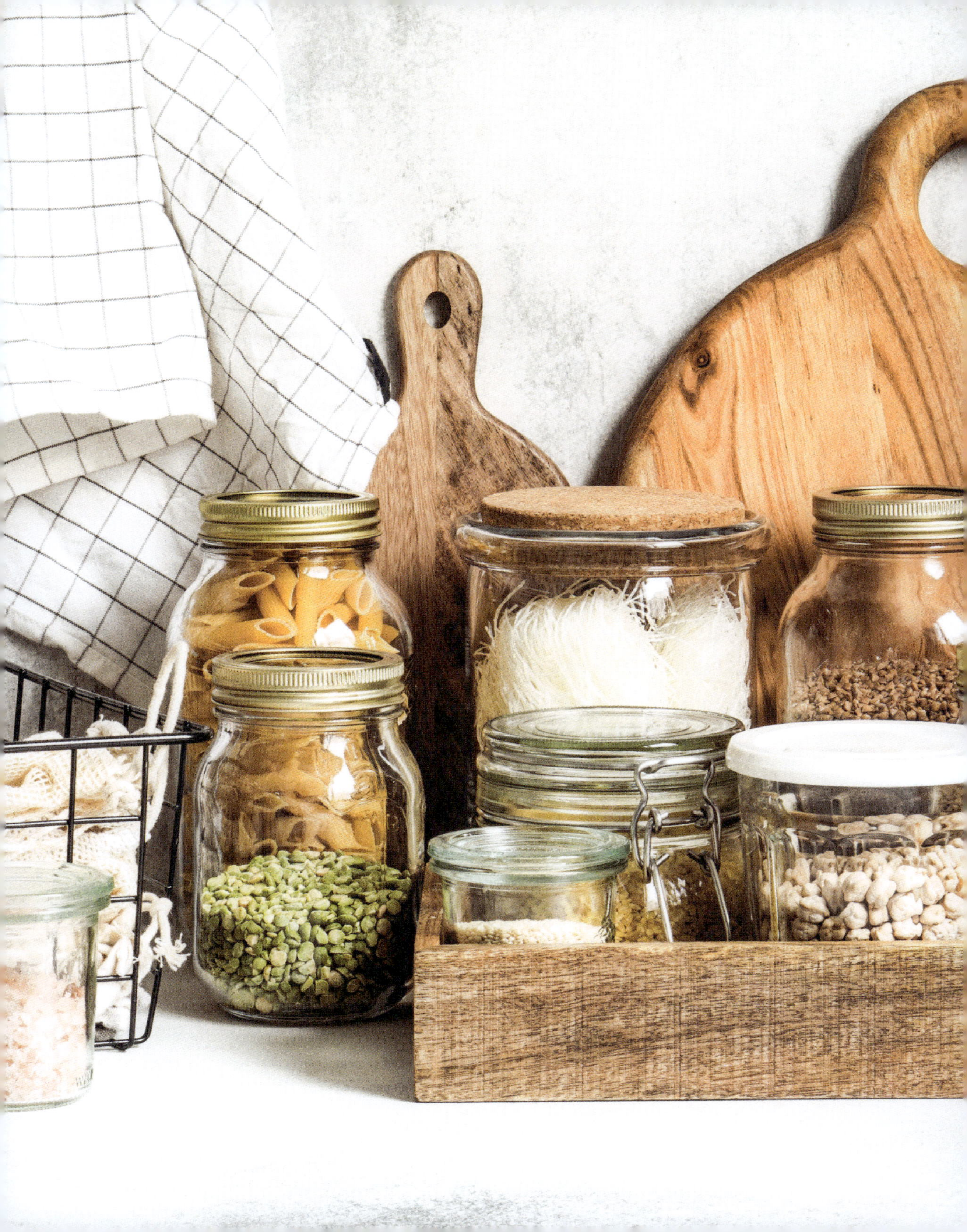

L'astuce de Mina

Pour éviter les packs de bouteilles d'eau, optez pour des perles en céramique. Ces perles améliorent le goût de l'eau du robinet. Je les préfère au charbon binchotan, moins durable. Il faut en effet le changer tous les 6 mois environ, contre plusieurs années pour les perles. Comment faire ? Plongez environ 15 perles dans 1 l d'eau pendant 30 min. C'est prêt à boire ! Bien qu'aucune étude scientifique de grande ampleur n'ait encore été menée à leur sujet, je m'en sers au quotidien et je constate une réelle différence de goût. Avant la première utilisation, plongez les perles 10 minutes dans l'eau bouillante pour les stériliser (en maintenant l'ébullition) puis laissez-les sécher. Renouvelez l'opération chaque mois pour l'entretien courant.

Parlons enfin des fruits et légumes, que la grande majorité d'entre nous a l'habitude d'acheter en vrac. Pour cette catégorie d'aliments, nous sommes tous en mesure de réduire les déchets à zéro. Comment ? Tout simplement en évitant de remplir les sachets en papier kraft mis à disposition dans les magasins. Vous apportez vos cabas ? Pensez également à vos filets à fruits et légumes réutilisables ou à réutiliser les sachets en papier kraft. Dans tous les cas, évitez les fruits et légumes pré-pesés et emballés de plastique. Cette tendance est malheureusement de plus en plus visible dans les supermarchés.

4 Choisir des produits grand format et faire maison

Pour réduire vos déchets et faire de belles économies, vous pouvez également opter pour l'achat de produits essentiels en grand format. Notez les articles que vous achetez souvent, comme la farine, et voyez s'il existe des contenances de 5 ou 10 kg. De mon côté, j'achète le vinaigre blanc et le savon noir en bidon de 5 l.

Favoriser l'achat de produits frais de saison et cuisiner maison sont évidemment les deux meilleures astuces pour réduire ses déchets et diminuer son budget courses. Limitez votre consommation de produits transformés. Même si vous n'êtes pas branché cuisine, il existe de nombreuses recettes simples et rapides à réaliser. Vous pouvez vous mettre au défi en préparant un gâteau par semaine par exemple et vous y prendrez peut-être goût. Croyez-moi, vous finirez par ne quasiment plus acheter de gâteaux industriels !

Je remplace...

Goûter industriel	Goûter fait maison
Emballage jetable	Sac à vrac
Bouteilles d'eau minérale	Perles en céramique
Petit format	Grand format
Fruits et légumes sous plastique	Fruits et légumes en vrac, sans sac
Produit emballé en barquette (viande, fromage, etc.)	En vrac, dans un contenant hermétique réutilisable

GOÛTER ZÉRO DÉCHET :
MES PAINS AU LAIT INRATABLES

•

Adopter le zéro déchet, quand on est une famille, c'est parfois un peu plus compliqué à l'heure du goûter. Les produits à destination des enfants sont en effet souvent proposés sous forme de sachets fraîcheur. En tant que parents, nous avons tendance à nous dire qu'ils sont plus pratiques. Le problème : les déchets sont démultipliés ! Alors pourquoi ne pas opter pour une ou deux recettes faciles à faire et à refaire ? Terminé les paquets de biscuits et les sachets en plastique dans la poubelle !

Ustensiles

- 1 CASSEROLE
- 1 PÉTRIN (FACULTATIF)

Ingrédients

220 g de lait
+ 1 sachet de levure boulangère ou ½ cube frais
+ 100 g de beurre en dés
+ 80 g de sucre en poudre
+ 1 œuf (+ 1 pour dorer)
+ 500 g de farine
+ 1 pincée de sel
+ sucre perlé, pépites de chocolat ou pralin pour garnir

Étapes

1. Faites tiédir légèrement le lait et ajoutez la levure (attention, un lait trop chaud rend la levure inutilisable).
2. Ajoutez tous les autres ingrédients. Pétrissez à la main ou à l'aide d'un pétrin (5 min).
3. Couvrez d'un torchon et réservez 1 h 30 jusqu'à ce que la pâte double de volume.
4. Mettez la préparation au frais pendant les 30 dernières minutes pour que la pâte soit plus facile à manipuler.
5. Formez 12 boules sur une plaque de cuisson chemisée ou avec du papier cuisson, couvrez d'un torchon et laissez reposer encore 1 h 30.
6. Préchauffez le four à 180 °C. Battez un œuf et badigeonnez les boules de pâte. Parsemez de sucre perlé, de pépites de chocolat ou de pralin. Enfournez 15 min. C'est prêt à déguster !

Conservation

Quelques jours dans un sac de congélation réutilisable.

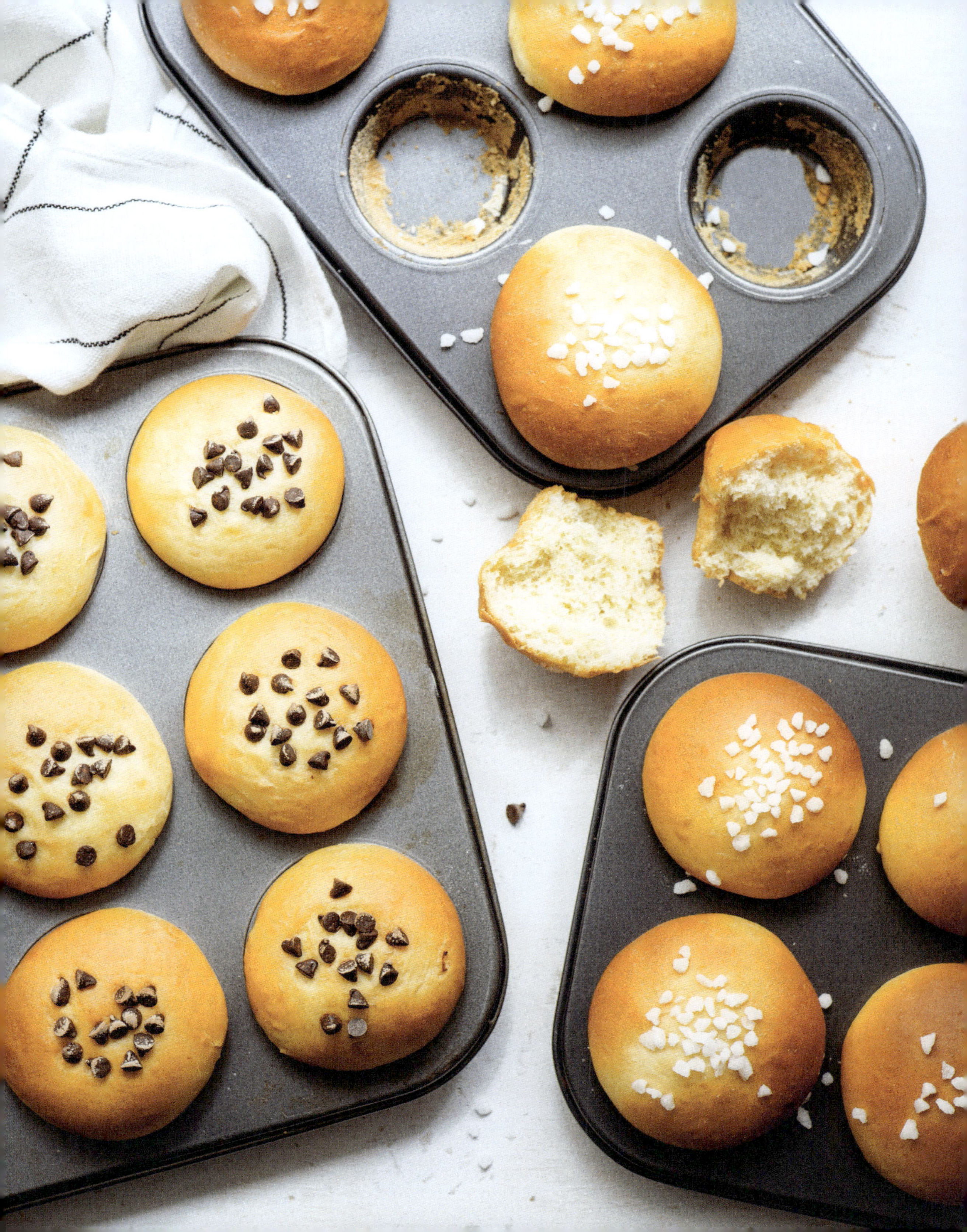

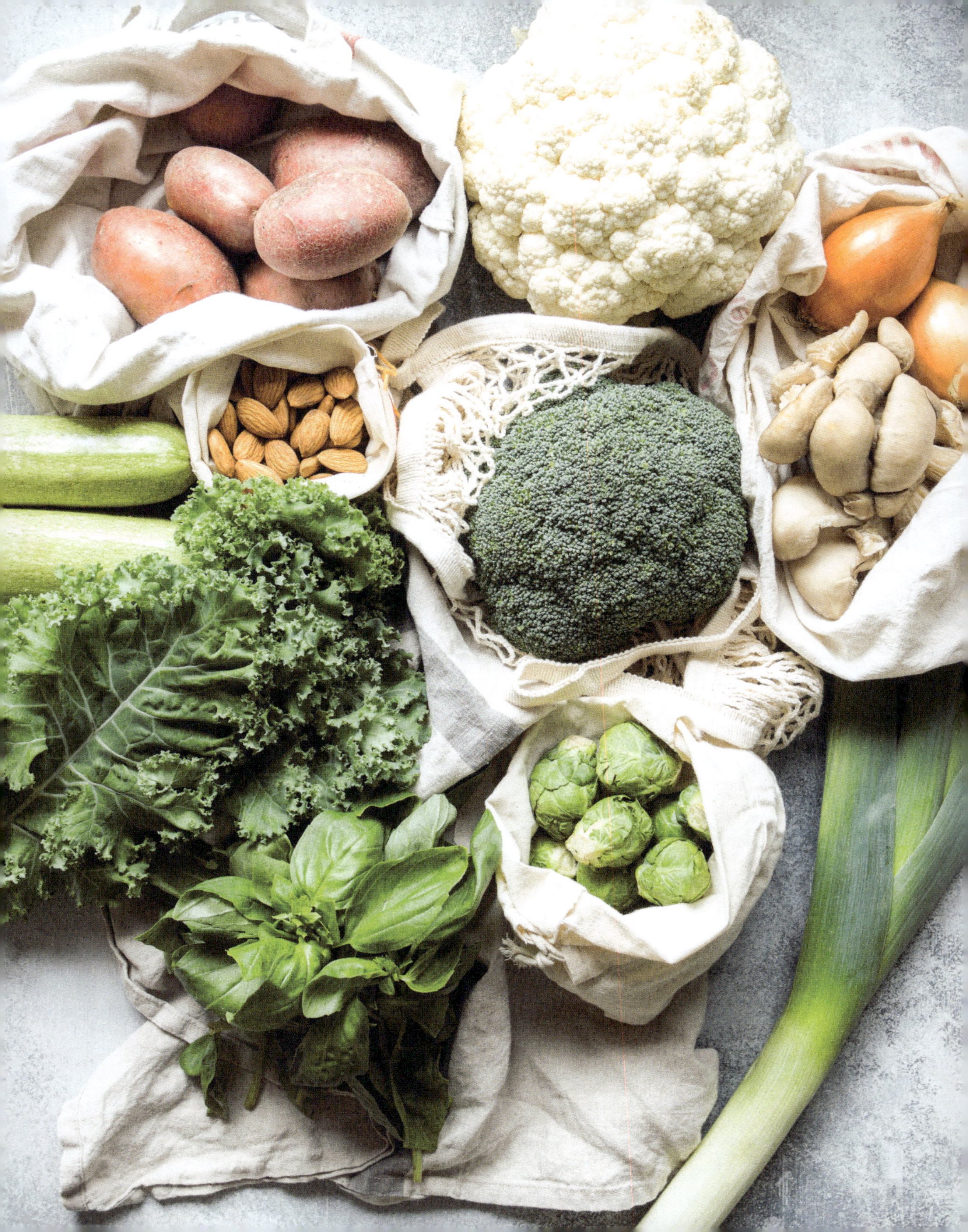

5 Végétaliser son alimentation

Si je vous dis « Plus de végétal dans l'assiette contribue à la préservation de la planète », vous y croyez ? Oui, plus de végétal signifie moins de viande et donc moins d'émissions de gaz à effet de serre.

Je ne m'attarderai pas sur l'impact négatif de l'industrie de la viande sur la vie des animaux. À l'heure où je vous parle, je ne me revendique ni vegan ni végétarienne, mais plutôt flexitarienne. Ma consommation de viande a nettement diminué depuis ma transition vers le zéro déchet. Avant, un repas sans viande me semblait inconcevable, mais aujourd'hui j'ai appris à diversifier mon alimentation, à apprécier et à découvrir des saveurs ou des modes de cuisson que je ne connaissais pas. Curry de légumineuses, lasagnes aux légumes, falafels, burgers végétaux : tout simplement délicieux !

Encore une fois, le but n'est pas de créer des frustrations qui seraient à l'origine de pulsions, vous dégoûteraient du changement et vous pousseraient à abandonner vos efforts. Si la viande et le poisson sont des aliments dont vous n'imaginez pas une seconde pouvoir vous passer, essayez d'en manger une seule fois dans la semaine.

Pour manger équilibré, il est bon de consommer un mélange de fibres, de féculents, de protéines. Et quand on entend « protéines », on pense généralement à la viande. Nous ne sommes pas assez sensibilisés sur le fait que d'autres aliments constituent une grande source de protéines. Ainsi, nos repas se composent généralement de viande ou de poisson et d'un accompagnement. Une habitude tellement ancrée qu'elle ne nous permet pas d'envisager d'alternative. Pour cette raison, je vous invite à vous renseigner et à découvrir de nouveaux aliments, sans craindre les carences ou d'être déçu gustativement.

Afin d'éviter les frustrations, vous pouvez opter pour un repas végétal dans la semaine, plutôt le soir, dont vous observerez les bienfaits directement. Vous vous réveillerez le matin plus léger ! Car la viande nécessite un temps de digestion plus long ; pendant votre sommeil ; votre corps travaille encore alors qu'il devrait être en repos. Croyez-moi : végétalisez votre alimentation et vous y prendrez goût !

BOULETTES VÉGÉTARIENNES DE LENTILLES CORAIL

POUR LES FOUS DE *MEATBALLS*

Pour végétaliser votre alimentation, pensez aux légumineuses. Elles seront vos meilleures alliées. Si vous avez l'habitude de cuisiner les traditionnelles boulettes de bœuf, choisissez cette fois-ci de mettre de la couleur dans l'assiette avec des boulettes de lentilles corail !

Ustensiles

- **1 CASSEROLE**
- **1 POÊLE**
- **1 MIXEUR**

Ingrédients

200 g de lentilles corail

+

1 gousse d'ail

+

1 oignon rouge

+

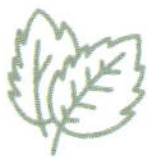

20 feuilles de menthe environ

+

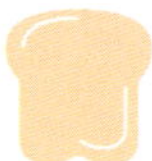

2 tranches de pain de mie complet

+

50 g de farine

+

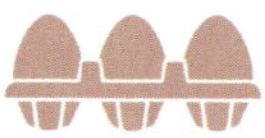

1 œuf

+

1 c. à café de cumin
1 c. à café de curcuma

Étapes

1. Faites cuire les lentilles corail et égouttez-les bien.

2. Mixez l'ail, l'oignon et la menthe. Ajoutez le pain de mie et le reste des ingrédients. Mélangez jusqu'à obtenir une préparation homogène.

3. Formez des boulettes et faites-les dorer dans une poêle avec un fond d'huile d'olive. Accompagnez-les de tzatziki.

Conservation

Conservez les boulettes crues dans une boîte hermétique au frais et cuisez-les minute. Vous pouvez également les congeler : placez-les au congélateur au moins 1 heure avant de les stocker dans un sac de congélation réutilisable. Cela évite que les boulettes se collent entre elles.

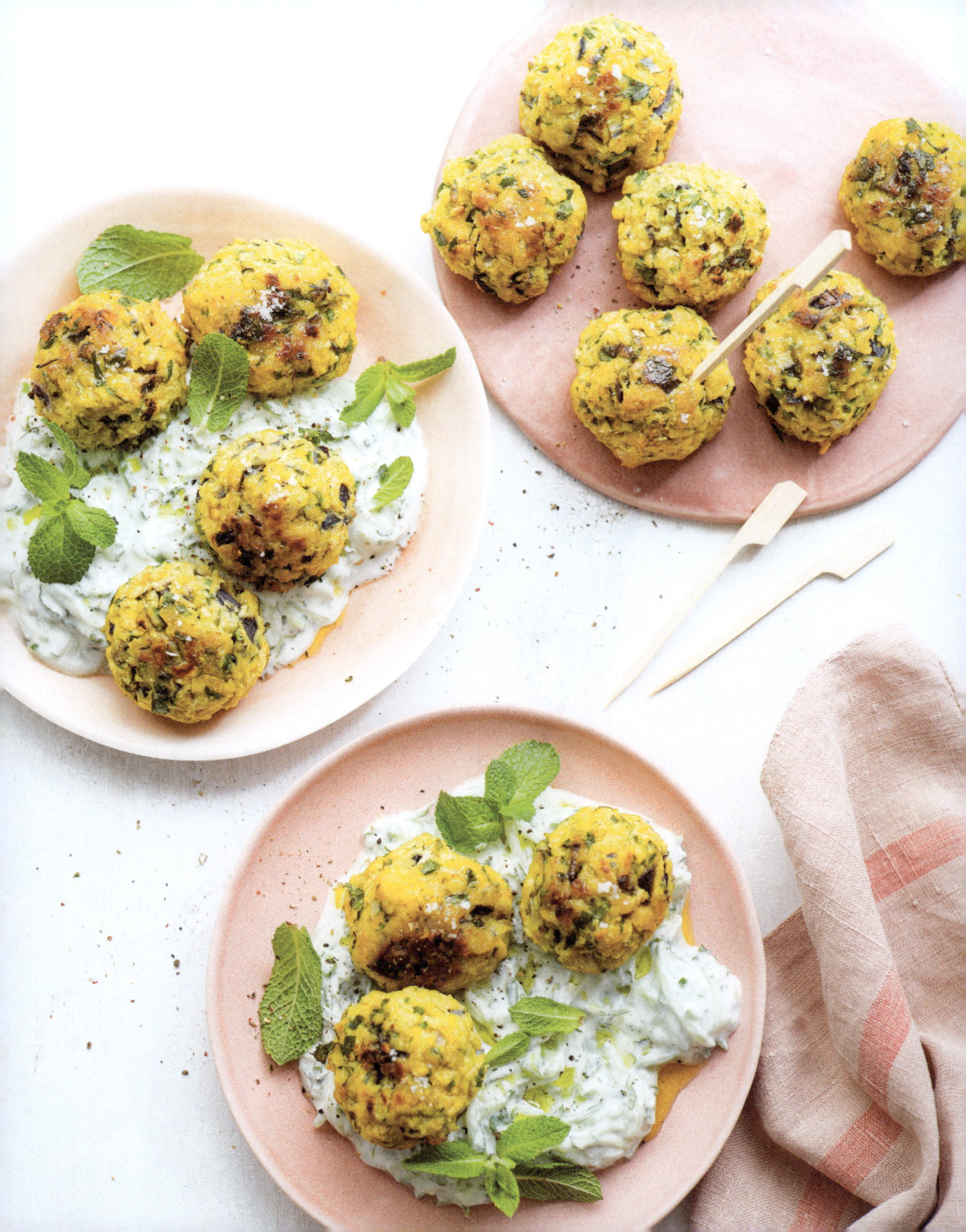

6 Cuisiner maison sans s'arracher les cheveux : le batch cooking

Cuisiner des produits frais, éviter les produits transformés, végétaliser son alimentation : la belle affaire, mais qui va cuisiner ? Avez-vous entendu parler du batch cooking ? Non, ou pas vraiment ? Je vous explique !

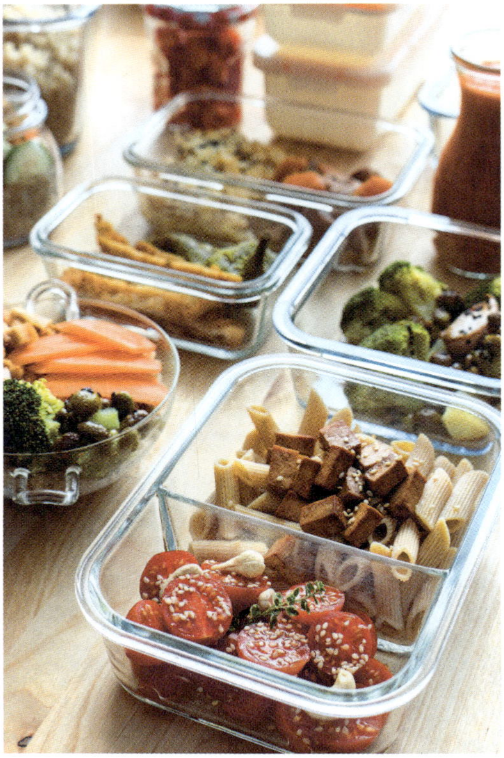

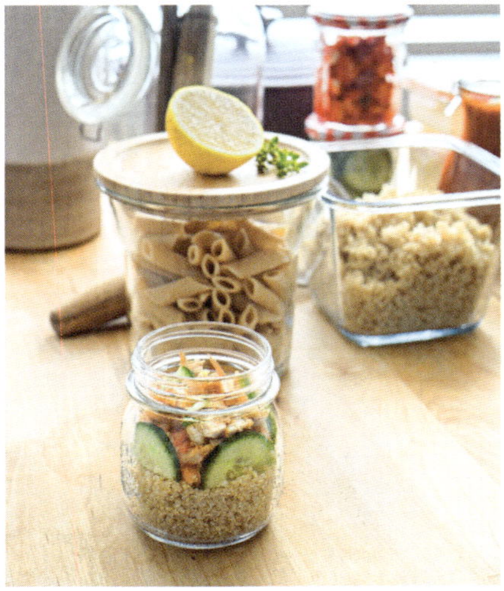

Souvent, quand je dis « J'ai fait un après-midi batch cooking », je suis confrontée à deux types de réactions. La première : « Ah oui, génial, mais c'est quoi ? » ; la deuxième : « Franchement, je n'ai vraiment pas le temps pour ça. » Entre nous, on s'est tous déjà essayé à ce principe. Eh oui, il nous est arrivé à tous de cuisiner une grosse marmite de soupe dans l'idée d'en avoir durant quelques jours, de découper et congeler des légumes en avance en se disant : « Au moins, ce sera fait pour la prochaine fois. » Bref, c'est juste ça, le batch cooking, avec une organisation un peu plus aboutie et des repas complets préparés pour plusieurs jours. Vous trouverez de nombreux livres de cuisine qui proposent des menus hebdomadaires de batch cooking pour tous les goûts[4].

4 Par exemple, *Batch cooking : je cuisine pour toute la semaine en 2 heures le dimanche*, d'Anne Loiseau et Delphine Amar-Constantini aux éditions Larousse.

Le principe, c'est de se donner la possibilité de manger des repas plus variés et équilibrés tout en faisant des économies. Un légume épluché peut à la fois servir à la préparation d'un velouté, comme base dans un gratin ou en accompagnement d'un plat.

Vous n'avez pas envie de préparer les menus de toute la semaine ? C'est OK, allons-y pour deux ou trois jours ! Le plus important, c'est que ce moment soit agréable pour ne pas alourdir votre charge mentale. Effectuez en avance ce qui demande le plus de temps : découpe des légumes, préparation de la salade, cuisson des céréales et légumineuses… Cela ne vous prendra qu'une heure à 1 h 30 le week-end pour passer moins d'un quart d'heure en cuisine la semaine. C'est aussi le moment idéal pour relever le challenge « un gâteau maison par semaine » !

Fini l'éternelle question « Qu'est-ce qu'on mange ce soir ? ». Les quelques heures passées en cuisine le week-end se traduisent par un véritable gain de temps la semaine. Le plat est prêt : il n'y a plus qu'à l'assembler et à le réchauffer ! D'autant que vous pouvez rendre le moment de préparation très convivial en le partageant avec les membres de votre famille.

Et si vous ne savez pas comment conserver les aliments sans générer de déchets, laissez-moi vous donner quelques pistes !

L'astuce de Mina

Terminé les salades en sachet plastique ! La salade se conserve très bien plusieurs jours et reste croquante, à condition de bien en retirer toute l'humidité après lavage. Glissez-la dans un sac de congélation réutilisable ou un contenant en verre, et posez un morceau de pain rassis sur le dessus. Il absorbera l'humidité.

CURRY DE POIS CHICHES ULTRA-BON
AU LAIT DE COCO

Durant un mois, je me suis lancé le défi de végétaliser mon alimentation. Pour m'aider je planifiais mes menus et faisais du batch cooking chaque semaine. Grâce à cela, j'ai découvert mille et une façons de cuisiner sans forcément avoir un accompagnement de viande ou de poisson. Je vous partage l'une de mes recettes préférées, délicieuse et qui se conserve très bien.

Ustensile

- **1 POÊLE**

Ingrédients

400 g de pois chiches préalablement cuits
+ 1 briquette de lait de coco (environ 400 g)
+ 1 oignon
+ 1 tomate
+ 1 poivron
+ 2 gousses d'ail
+ le jus d'1 citron vert
+ 2 c. à soupe d'huile de coco
+ 1 c. à café de coriandre fraîche hachée
+ 1 c. à café de cassonade
+ 1 c. à soupe de concentré de tomates
+ 1 c. à café de garam masala
1 c. à café de gingembre en poudre
1 c. à café de cumin en poudre

Étapes

1. Dans une poêle, faites revenir l'ail et l'oignon émincés dans l'huile de coco, les épices et la cassonade. Puis ajoutez le poivron coupé en dés.

2. Ajoutez 2 c. à soupe d'eau, le lait de coco, le jus de citron et le concentré de tomates. Salez, poivrez et faites cuire à feu doux environ 10 min.

3. Ajoutez les pois chiches égouttés et la tomate coupée en morceaux. Poursuivez la cuisson 20 min environ.
Servez avec du riz.

L'astuce de Mina

Récupérez l'eau de cuisson des pois chiches ou directement l'eau de la conserve ou du bocal si vous optez pour des pois chiches précuits, pour en faire de la mousse au chocolat. En effet, ce qu'on appelle l'aquafaba remplace les blancs d'œufs. Il suffit de battre le liquide pour obtenir la consistance de blancs en neige. Ajoutez une tablette de chocolat fondue et 1 c. à soupe de miel ou de sirop d'agave. Mélangez le tout et mettez dans des contenants. On laisse prendre 1 h au frais et c'est prêt à être dégusté !

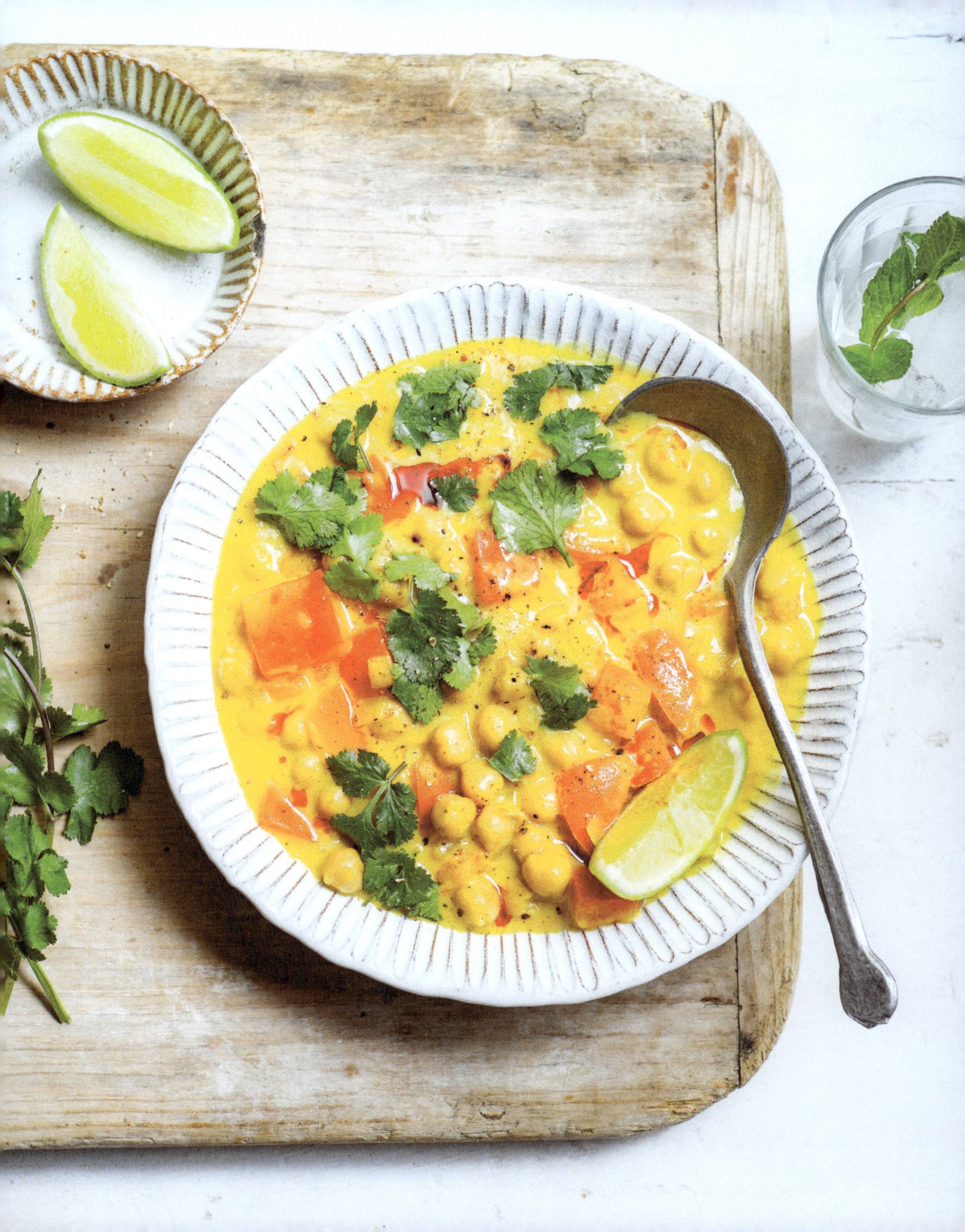

CONSERVER ET CONGELER SES ALIMENTS : MODE D'EMPLOI

Adopter les meilleures méthodes de conservation et de congélation est fondamental pour prolonger la durée de vie des aliments et éviter le gaspillage alimentaire. Que vous pratiquiez ou non le batch cooking, j'ai réuni quelques conseils pour vous. La conservation consiste à protéger les aliments des bactéries et des moisissures pour les garder plus longtemps, tandis que la congélation permet de les conserver pendant des mois.

1 Ne pas diaboliser le plastique

Avant de poursuivre, il me semble important de souligner un point essentiel : arrêtons de diaboliser le plastique. Je m'explique. Quand on se lance dans le zéro déchet, on a tout de suite en tête de belles étagères où sont alignés des bocaux en verre. Et on a envie de jeter tous ses contenants en plastique pour les remplacer par leurs équivalents en verre. Mais s'en débarrasser va à l'encontre de l'esprit ZD. Je vous conseille plutôt d'utiliser vos boîtes en plastique jusqu'à leur fin de vie, pour conserver les denrées sèches, puis d'opter pour des matériaux plus durables en privilégiant la récup et/ou la seconde main. L'achat neuf doit rester le dernier recours, la fabrication du verre étant un processus très énergivore.

Bon à savoir

N'utilisez pas de contenants en plastique pour chauffer des aliments ou y transvaser des aliments encore chauds. Des microplastiques migrent vers la nourriture en cas de contact avec une source de chaleur.

2 Utiliser des contenants en verre multifonctions

Les bocaux en verre sont idéaux pour les aliments secs, tels que les légumineuses, les pâtes, le riz, les farines… Les boîtes en verre sont également très pratiques pour conserver les aliments et les superposer dans le réfrigérateur, surtout quand on adopte le batch cooking. Les bouteilles en verre, quant à elles, sont incontournables en période hivernale pour congeler les soupes. En clair, le verre est le matériau parfait pour la conservation et la congélation.

L'astuce de Mina

Si vous prévoyez de placer un contenant en verre au congélateur, remplissez-le toujours aux trois quarts pour éviter qu'il se fissure. En effet, en congelant, le volume de l'aliment augmente.

③ Favoriser les accessoires réutilisables en tissu

Dites adieu à l'usage unique dans la cuisine ! Si vous vous êtes déjà intéressé au zéro déchet, vous avez sans doute entendu parler du bee wrap. Il s'agit d'un emballage alimentaire réutilisable composé d'un morceau de tissu enduit de cire d'abeille. La pression et la chaleur des mains l'assouplissent et lui permettent de s'adapter à la forme de l'aliment ou du contenant. Le bee wrap craint la chaleur, qui pourrait faire fondre la cire d'abeille ; on évite donc le contact avec les aliments chauds. Sa durée de vie est d'environ six mois. Le bee wrap doit être lavé à l'eau froide.

Pour ma part, je vous conseille d'opter pour la charlotte couvre-plat en tissu, qui mettra définitivement fin au film étirable plastique. Réutilisable à vie (si l'élastique craque, il est possible de le remplacer), lavable et imperméable, elle s'adapte à toutes les tailles et formes de plats. La charlotte, contrairement au bee wrap, peut être utilisée pour couvrir la viande et le poisson crus ainsi que les aliments chauds.

Pour congeler vos aliments, je vous conseille le sac de congélation réutilisable, qui vous permettra également de supprimer un autre déchet de votre cuisine, le sac de congélation en plastique jetable. Ce sac remplit les mêmes fonctions que son homologue jetable, puisqu'il conserve les aliments crus ou cuits (légumes, pain, viande, poisson…) en toute sécurité au congélateur et évite qu'ils s'imprègnent d'odeurs. Les aliments sont protégés grâce à l'imperméabilité du tissu et à son zip pratique et hermétique. Utiliser, laver et réutiliser plutôt que jeter, ce n'est pas si compliqué !

Réfrigérateur :
4 ASTUCES DE CONSERVATION

- Lorsque vous finissez une préparation, attendez qu'elle refroidisse complètement avant de la mettre au frais.
- Placez les produits bruts (poisson, fromage, viande…) et les préparations contenant des aliments crus tout en haut du réfrigérateur ; c'est la zone la plus froide.
- Rangez les préparations cuisinées nécessitant seulement d'être réchauffées plutôt en bas du réfrigérateur ; c'est la zone fraîche.
- Les bacs sont destinés aux fruits et légumes mûrs.

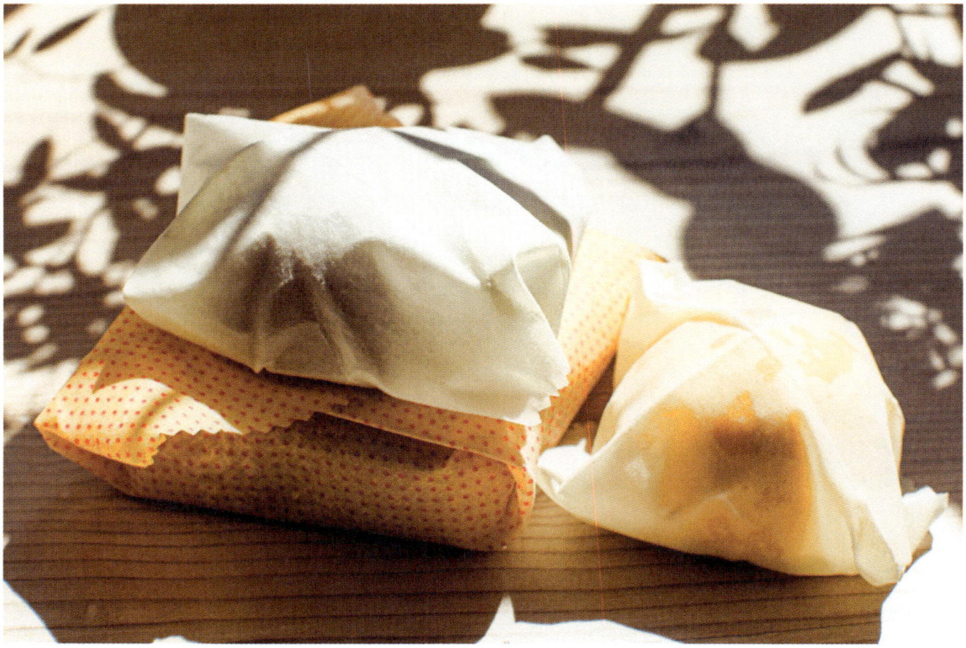

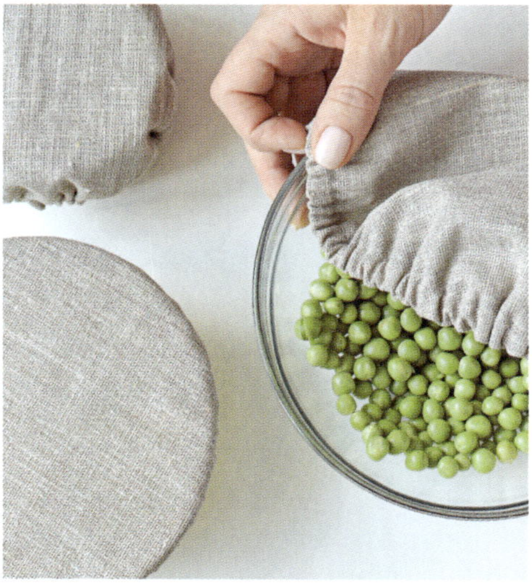

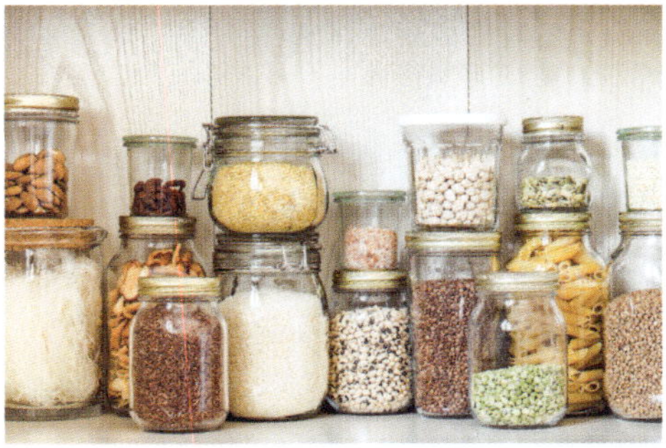

L'astuce de Mina

Un trop-plein de coulis, de sauce ou de bouillon ? Versez-le dans un bac à glaçons pour en prélever uniquement la quantité nécessaire lors d'une prochaine utilisation.

REVALORISER SES DÉCHETS

Malgré tous vos efforts, vous générerez immanquablement des déchets en cuisine. La bonne nouvelle, c'est qu'une partie d'entre eux peut être revalorisée : c'est le cas notamment des déchets organiques. Penchons-nous sur la question !

1 Composter ses déchets organiques

Les déchets organiques désignent les résidus d'origine végétale ou animale qui peuvent être dégradés par les micro-organismes, pour lesquels ils représentent une source d'alimentation : épluchures, coquilles d'œuf, restes de repas, déchets issus du jardin. Ils sont donc complètement biodégradables et peuvent être revalorisés par le biais du compostage. Si chaque foyer disposait d'un compost, tout serait tellement simple ! Éplucher des légumes est certes un geste anodin lors de la préparation d'un repas, mais que les épluchures finissent leur course à la poubelle au milieu des emballages est une hérésie.

> ***Bon à savoir***
>
> Les déchets organiques fermentent dans les décharges et produisent du CO_2 et du méthane – un gaz à effet de serre extrêmement puissant –, qui contribuent au réchauffement climatique.

Ces biodéchets pourraient être rendus à la terre, en lui étant en plus bénéfiques. Malheureusement, il existe encore trop d'idées préconçues autour de ce système de revalorisation des déchets. Dans l'imaginaire collectif, le compost est souvent synonyme de vie à la campagne ou de grand jardin.

Sachez, ô citadins, qu'il est aussi possible de composter en ville à titre individuel ou collectif. Les collectivités sont de plus en plus ouvertes à ce genre d'initiatives. Des composteurs collectifs sont mis à disposition des habitants dans certains quartiers et, si ce n'est pas le cas dans votre commune, rien ne vous empêche, avec vos voisins, d'en faire la demande à la mairie.

À partir du 1er janvier 2024, chaque foyer français devra disposer d'un bac à compost dans son domicile, conformément à la loi du 10 février 2020 relative à la lutte antigaspillage pour une économie circulaire. Des systèmes séparés de collecte des biodéchets seront organisés.

Pourquoi ne pas anticiper en créant un bac à compost en bas de votre immeuble ? S'il existe un local à poubelles, il peut y avoir également un grand bac dédié à la collecte des biodéchets des habitants de la résidence.

FOCUS

Installer un bac de compostage collectif

Voici quelques conseils pour implanter un bac de compostage collectif dans votre copropriété.

• Après s'être mis d'accord avec les copropriétaires sur le principe de compostage et l'implantation du composteur, il faut voter l'achat du matériel. La taille du composteur dépendra de celle de la copropriété et du nombre de résidents. Il est possible, et même conseillé, de placer plusieurs silos en fonction des besoins et de la place disponible.

• Ce grand bac doit être installé à l'air libre pour faciliter la décomposition des matières organiques. Son emplacement est à choisir avec soin, afin qu'il n'engendre pas de nuisances, comme des odeurs fortes, pour les résidents situés à proximité.

• Ne pas hésiter à se renseigner auprès des collectivités locales et territoriales qui les mettent parfois à disposition gracieusement.

• Si votre résidence est gérée par un bailleur public, il faudra vous tourner vers celui-ci pour faire la demande.

Si ces solutions collectives n'aboutissent pas, vous pouvez tout à fait équiper votre domicile d'un lombricomposteur, un système de bacs superposés où le travail de compostage se fait par des invertébrés. Au bout de six mois environ, vous obtiendrez votre premier engrais sous forme de jus, un fertilisant très puissant à diluer dans de l'eau avant d'en arroser vos plantes ou votre potager. Vous réduirez par ailleurs les mauvaises odeurs dans votre poubelle. Bref, le compostage à la campagne ou en ville n'a que des avantages !

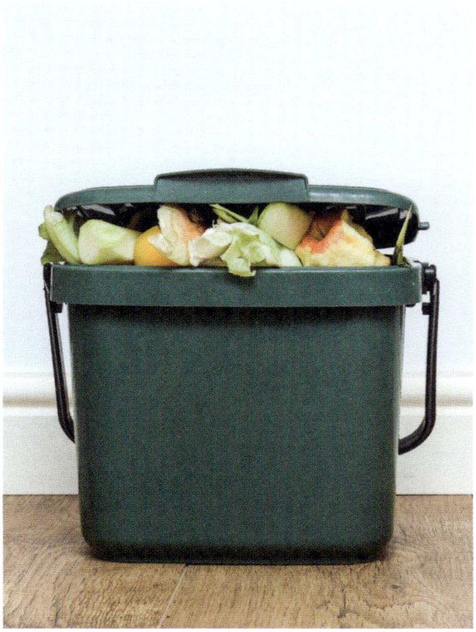

Ce qu'on peut composter

Épluchures de fruits et de légumes
Fruits et légumes abîmés
Restes alimentaires végétaux
Coquilles d'œufs écrasées
Marc de café, thé
Résidus végétaux
Cartons et papier journal

Ce qu'on ne peut pas composter

Protéines animales (viande, poisson)
Produits laitiers
Pain
Excréments ou litières d'animaux domestiques
Huiles et matières grasses

Vous l'aurez compris, l'esprit du retour au naturel, c'est aussi changer de regard sur ses déchets, en tirant le plus de bénéfices possible d'un même ingrédient. Les déchets organiques, mêlés à vos autres ordures ménagères, sont une nuisance : ils empestent, coulent au fond de votre poubelle en un jus nauséabond. Revalorisés dans un composteur, ils fermentent en un compost nourrissant pour vos plantes ou celles des autres, ou sont transformés en biogaz. Un changement de perspective aux conséquences bénéfiques pour tout le monde !

2 Utiliser les rebuts de la cuisine

Le compost n'est pas la seule façon de revaloriser ses déchets. Je vous livre dans les pages qui suivent quelques-unes de mes recettes 100 % récup pour transformer les déchets de la cuisine en quelque chose d'utile ou de bon !

L'astuce de Mina

Utilisez la peau de banane pour en faire de l'engrais pour les plantes (voir p. 82) et les épluchures des autres fruits et légumes pour préparer des chips (voir p. 84).

ENGRAIS MAISON
À BASE DE PEAUX DE BANANE

Le purin de banane est riche en nutriments essentiels au développement et à la croissance des plantes à fleurs et à fruits. Il vous sera ainsi utile au potager comme pour vos plantes d'intérieur.

Ustensiles

- **1 BOCAL OU 1 VAPORISATEUR**

Ingrédients

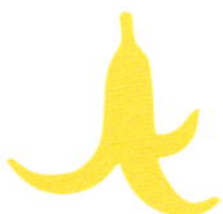

3 peaux de banane coupées en morceaux

\+

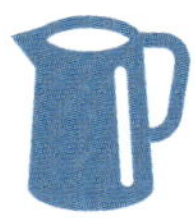

25 cl d'eau

Étapes

1. Déposez les peaux de banane dans le bocal, ajoutez l'eau et refermez le couvercle.
2. Laissez macérer jusqu'à 1 semaine, puis filtrez pour retirer les résidus de banane.
3. Conservez dans un bocal ou un vaporisateur.

Utilisation

1 à 2 fois par mois. Comptez ⅓ de purin de banane pour ⅔ d'eau.

Conservation

Le purin se conserve plusieurs mois à l'abri de la lumière, de la chaleur et de l'humidité dans un contenant hermétique.

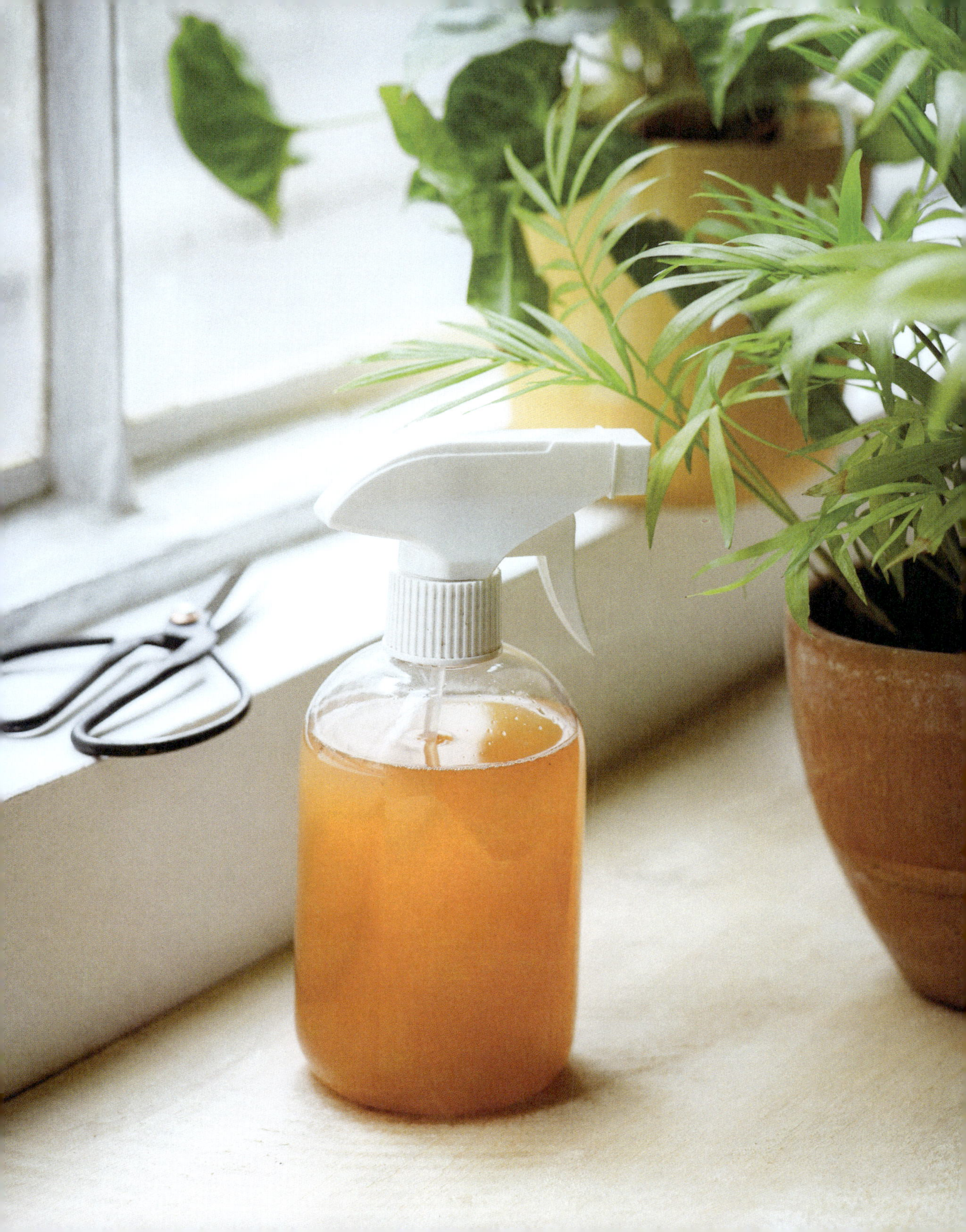

CHIPS D'ÉPLUCHURES
DE FRUITS ET LÉGUMES

J'ai tendance à éplucher les fruits et légumes, c'est une habitude et une question de goût. Mais mon compost se remplissait à vue d'œil et franchement ça me titillait ! En plus, ayant changé mon alimentation, le croquant des chips industrielles à l'apéro me manquait fortement… C'est comme ça que j'ai eu l'idée de revaloriser mes épluchures. Un 2 en 1 : moins de matières organiques dans le compost et des apéros plus cool. Je vous mets au défi d'essayer !

Ustensiles

- 1 FEUILLE DE PAPIER CUISSON OU SILPAT®

Version salée

Quelques épluchures de légumes (carottes, navets, pommes de terre, etc.)
+ Huile d'olive
+ Piment d'Espelette

Version sucrée

Quelques épluchures de pommes
+ Quelques c. à soupe de sucre, selon votre goût
+ 1 pincée de cannelle

Version salée

1. Préchauffez le four à 200 °C. Badigeonnez généreusement les épluchures d'huile d'olive. Salez, poivrez et parsemez de piment d'Espelette.
2. Déposez-les sur une feuille de papier cuisson ou un Silpat® réutilisable en les espaçant suffisamment.
3. Enfournez pour 10-15 min en surveillant. Laissez refroidir : les chips sont croustillantes à souhait, prêtes à être dégustées. Vous pouvez les personnaliser avec les épices de votre choix.

Version sucrée

1. Préchauffez le four à 150 °C. Saupoudrez les épluchures de sucre et de cannelle.
2. Déposez-les sur une feuille de papier cuisson ou un Silpat® réutilisable en les espaçant suffisamment. Enfournez pour 20 min en surveillant.

Conservation

Préparez la juste quantité et dégustez immédiatement pour garder tout le côté croquant.

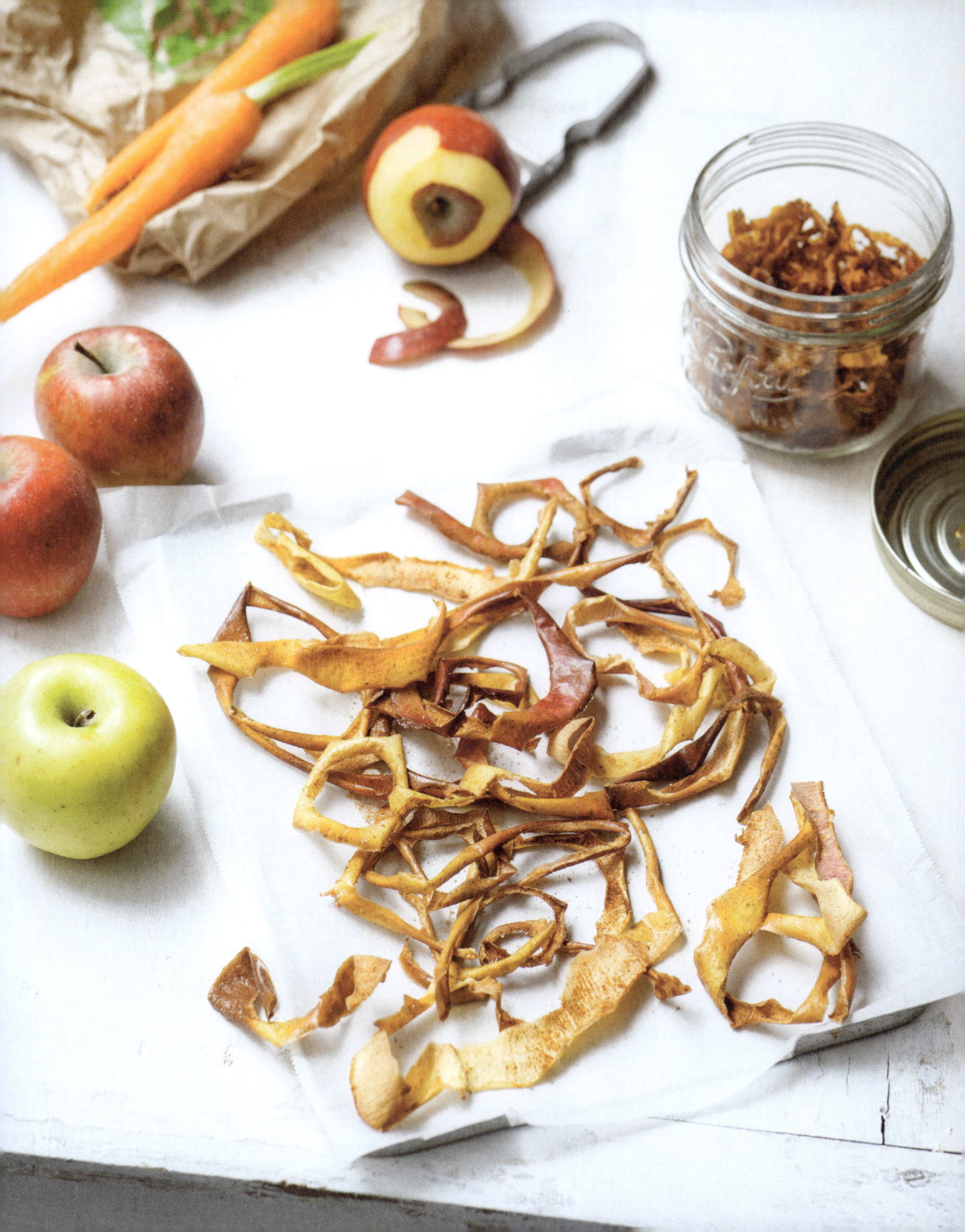

Quelques conseils pour manger à l'extérieur EN LIMITANT SES DÉCHETS

Il ne s'agit pas ici de réinventer la roue, mais simplement de rappeler quelques règles de bon sens !

L'astuce de Mina : adoptez le réflexe doggy bag

Depuis le 1er juillet 2021, les restaurateurs sont tenus de fournir un doggy bag aux clients qui en font la demande. Ces contenants réutilisables ou recyclables permettent d'emporter les restes d'un plat non terminé, et d'éviter ainsi le gaspillage alimentaire. Certains établissements facturent le contenant, mais vous pouvez aussi utiliser le vôtre, à condition qu'il soit propre et adapté. Pensez-y ! Au lieu de vous forcer à terminer un plat trop copieux, vous aurez un repas tout prêt pour votre déjeuner du lendemain.

Team « petits plats faits maison »

1 **Emportez votre déjeuner au boulot dans un bon vieux Tupperware® accompagné des couverts de la maison enveloppés dans une serviette réutilisable, le tout dans un *tote bag*. Nul besoin de couverts jetables, encore moins de serviettes à usage unique ni même de sac en plastique.**

2 Privilégiez les boîtes hermétiques en verre pour un repas à réchauffer afin d'éviter les microparticules qui se désagrègent au contact de la chaleur avec les boîtes en plastique. Utilisez ces dernières seulement pour le transport. Sinon, il existe des boîtes isothermes qui conservent la chaleur des aliments plusieurs heures.

Team « à emporter »

Si vous êtes adepte du *take away*, anticipez et gardez au bureau une boîte pour emporter le repas de votre resto préféré ou un sachet réutilisable pour récupérer votre sandwich à la boulangerie. Ces petits gestes sont simples à mettre en place et ont un impact fort à l'échelle collective.

Évitez les ustensiles en plastique en apportant vos propres couverts ou en demandant des alternatives plus durables.

Si vous n'avez pas pensé à apporter vos contenants ou que vous êtes dans une situation où il n'est pas possible de le faire, choisissez des restaurants qui utilisent des matériaux et emballages biodégradables ou compostables, comme le papier ou le carton.

Optez pour des plats préparés avec des ingrédients locaux et de saison, afin de réduire l'impact environnemental lié au transport des aliments.

Pensez à utiliser une gourde pour éviter l'utilisation des petites bouteilles d'eau en plastique.

Si vous n'avez pas pu boire votre café ou votre thé avant de partir, optez pour la version à emporter dans un mug isotherme. Ce matin vous n'avez même pas eu le temps de le préparer ? Alors emportez votre mug vide et faites-le remplir au café du coin.

Je remplace...

Sachet plastique	→	Sachet réutilisable
Sac plastique	→	*Tote bag*
Couverts jetables	→	Couverts réutilisables
Bouteille d'eau	→	Gourde
Gobelet jetable	→	Mug réutilisable

COOKIES
À L'OKARA D'AVOINE

L'okara désigne les résidus d'oléagineux, de graines, de céréales ou de légumineuses issus du filtrage, lors de la fabrication de laits végétaux maison. On retrouve aussi l'okara dans la salle de bains (voir p. 117). C'est ça le zéro déchet : les rebuts d'une recette deviennent les ingrédients d'une autre. D'où cette idée de recette qui m'est venue un dimanche, après avoir préparé un masque capillaire : une franche réussite et, cerise sur le cookie, elle est vegan !

Ustensiles

- 1 MIXEUR
- 1 FEUILLE DE PAPIER CUISSON OU SILPAT®

Ingrédients

Pour 12 à 15 biscuits

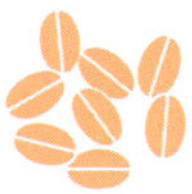

100 g de flocons d'avoine

+ 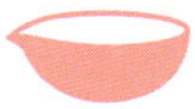

100 g d'okara d'avoine (ou poudre de noisette, d'amande…)

+ 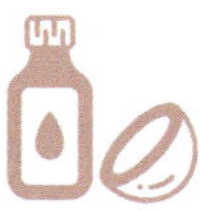

40 g d'huile de coco

+ 

60 g de sucre roux

+

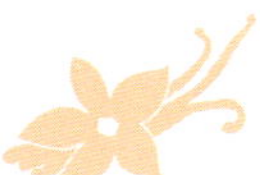

Extrait de vanille ou sucre vanillé

+ 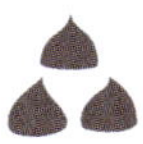

Pépites de chocolat

Étapes

1. Préchauffez le four à 180 °C. Réduisez les flocons d'avoine en poudre avec votre mixeur. Mélangez-les avec l'okara, l'huile de coco, le sucre et l'extrait de vanille (ou le sucre vanillé) jusqu'à obtenir une pâte homogène.

2. Incorporez les pépites de chocolat. Formez des petites boules et déposez-les sur une plaque beurrée ou un silpat. La pâte doit être très collante.

3. Enfournez pour 10 à 12 min. À la sortie du four, les cookies sont encore un peu mous, mais ils durciront à température ambiante.

Conservation

À conserver dans un contenant hermétique en verre ou en métal, jusqu'à une semaine. Mais entre nous, on les finit toujours avant !

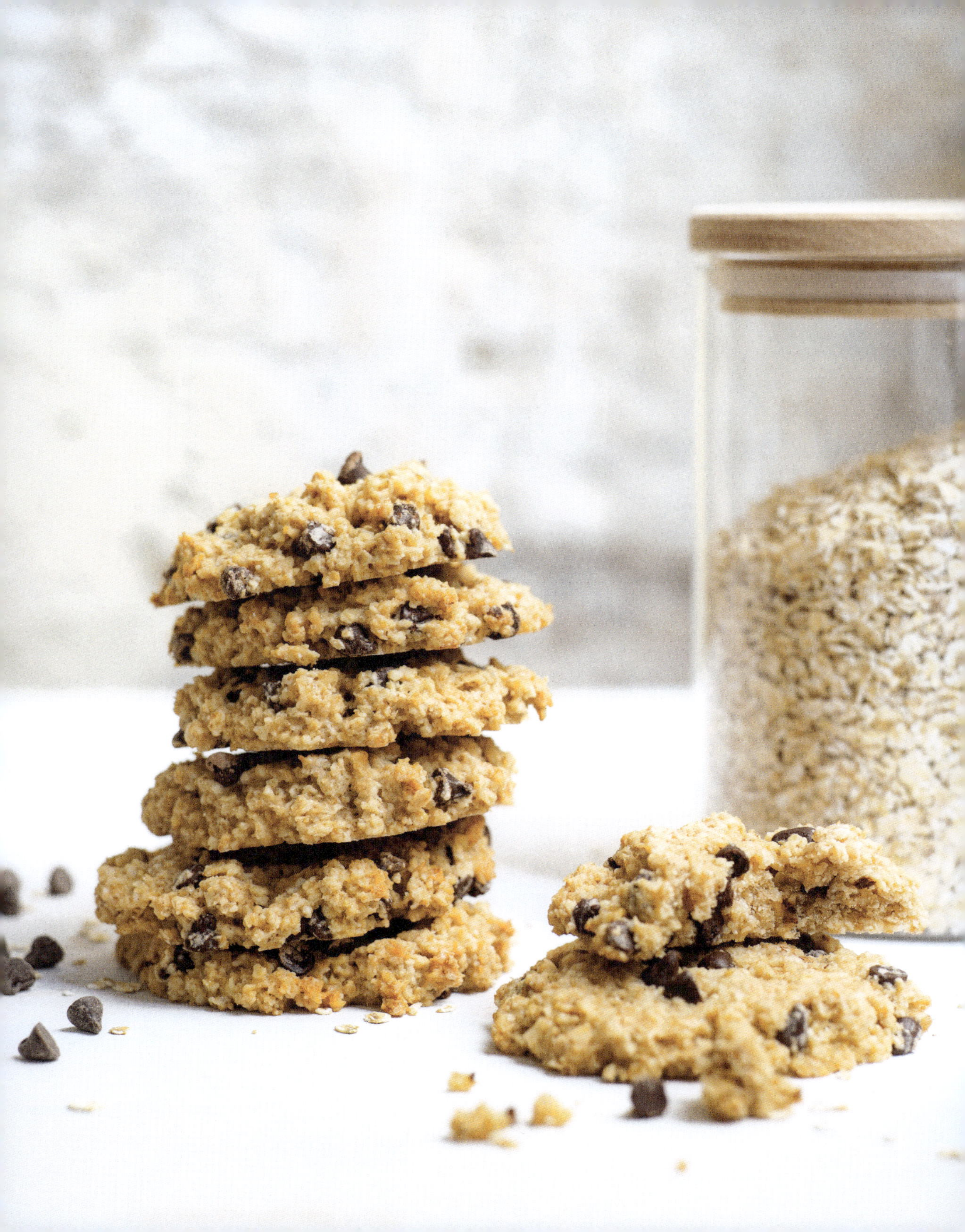

Les recettes de Mina

Ma salle de bains zéro déchet :

SIMPLIFIER, REMPLACER, FAIRE SOI-MÊME

La salle de bains, pièce dédiée à l'hygiène corporelle et au bien-être, est l'endroit dans lequel les foyers génèrent le plus de déchets, notamment plastiques. Les produits à usage unique y sont nombreux, et les cosmétiques conventionnels – crèmes, gels douche et autres shampoings – sont généralement suremballés. Sans parler de leurs compositions douteuses souvent décriées. Présence de parabènes ou d'allergènes dans les gels douche, de silicone et de sulfate dans les shampoings ou encore de sels d'aluminium dans les déodorants. Se laver avec certains cosmétiques classiques revient donc à mettre en danger son corps et la planète. Un sacré non-sens, n'est-ce pas ?

LES TROIS LEVIERS POUR RÉDUIRE SES DÉCHETS DANS LA SALLE DE BAINS

L'usage unique et l'utilisation de produits conventionnels dans la salle de bains, c'est le choix de la facilité, l'absence de contraintes. C'est aussi un gain de temps, ne sommes-nous pas de plus en plus pressés ? L'utilisation d'objets jetables est devenue chose commune dans nos sociétés. En s'y penchant de plus près, n'est-ce pas une aberration que d'utiliser un Coton-Tige quelques secondes avant de le reléguer dans la case déchet ?

1 Simplifier

Avant d'essayer de trouver une alternative aux innombrables produits que vous utilisez dans la salle de bains, de « décalquer », en quelque sorte, votre routine conventionnelle en version plus naturelle et zéro déchet, je vous invite à faire un état des lieux de vos besoins réels. En un mot : sim-pli-fier.

Alors que la mode est à la surenchère de produits de beauté et aux routines *skincare* en 28 étapes, demandez-vous à qui profite cette injonction à appliquer tous ces produits onéreux sur votre visage, votre corps et vos cheveux. Certainement pas à la planète. Sans doute pas à votre peau non plus. Sans parler de votre porte-monnaie.

La réponse sera différente pour chacun : nous avons tous nos problèmes de peau, notre nature de cheveux, nos complexes. Prendre soin de son apparence est une corvée pour certains, un plaisir ou une nécessité pour d'autres. Alors posez-vous cette question : « De quoi ai-je vraiment envie et besoin ? » Et lisez la suite pour apprendre comment mettre en œuvre une routine idéale en générant le moins de déchets possible.

2 Remplacer

Le cycle de vie d'un déchet ne se termine pas au moment où il disparaît de notre champ de vision. Alors, on opte pour des alternatives réutilisables. Réutiliser n'est pas sale, c'est tout aussi hygiénique.

L'astuce de Mina

Le secret des oreilles propres ? Lavez-les avec de l'eau et séchez-les à l'aide d' une petite serviette. Nul besoin d'insérer quelque chose à l'intérieur.

Je remplace...

Produits conventionnels	Cosmétiques solides du commerce ou cosmétiques faits maison
Coton démaquillant	Lingette réutilisable
Coton-Tige	Cure-oreille ou eau savonneuse
Brosse à dents jetable	Brosse à dents en bambou ou en bois de hêtre à tête interchangeable
Mouchoirs en papier	Mouchoirs en tissu
Rasoir jetable	Rasoir de sécurité
Sheet mask pour soin visage	*Sheet mask* réutilisable
Film plastique pour soin cheveux	Bonnet de soin réutilisable
Gommage pour le corps aux microbilles de plastique	Exfoliation mécanique avec une éponge luffa
Fleur de douche en plastique	Fleur de douche en tissu
Protections hygiéniques jetables	Culottes menstruelles

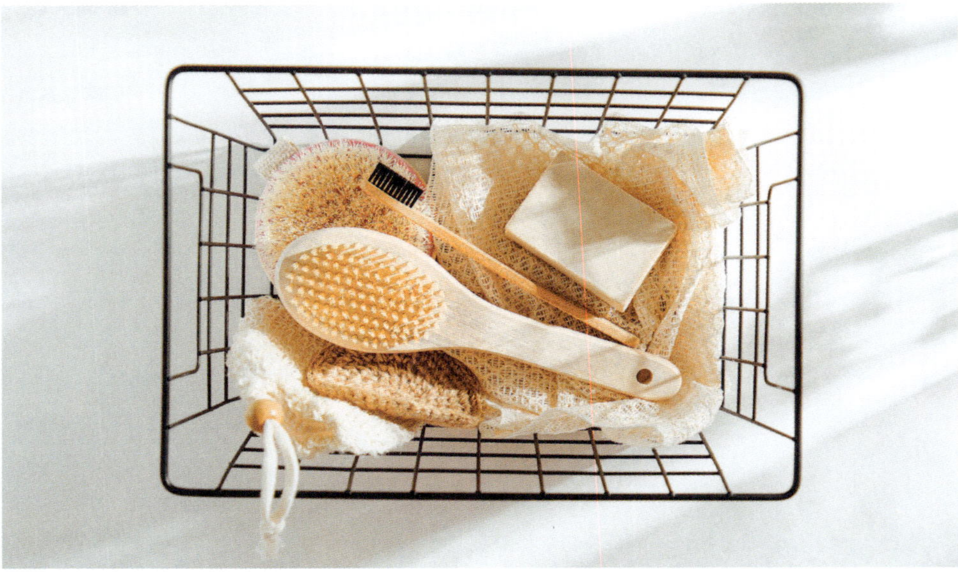

Le luffa est une éponge ancestrale utilisée pour le gommage du corps. Sa partie externe permet une exfoliation douce et sa partie interne, avec les fibres moins resserrées, donne une intensité plus forte.

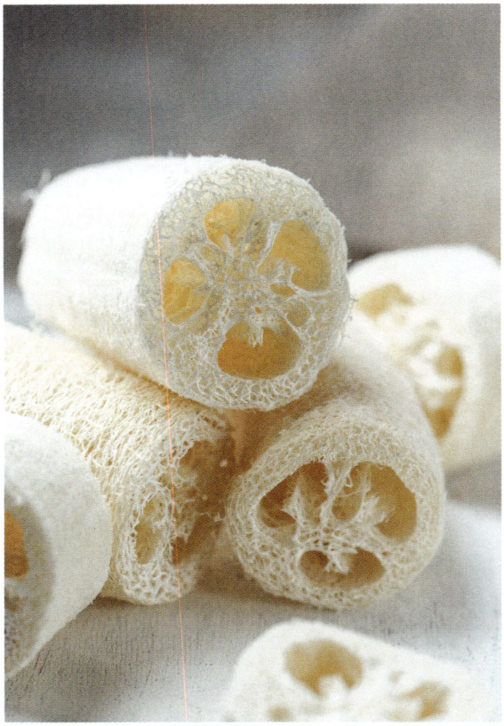

3 Faire soi-même

Dernier levier, et non des moindres : fabriquer ses cosmétiques soi-même. Vous craignez peut-être de perdre beaucoup de temps pour obtenir des produits inefficaces. Détrompez-vous ! En plus du bénéfice du point de vue des déchets, confectionner ses produits soi-même présente d'innombrables avantages. Vous gardez le contrôle sur les ingrédients, et donc sur la composition. Vous pouvez ajuster les recettes à vos besoins, c'est du sur-mesure !

Commençons par deux recettes hyper simples : un savon sans tensioactifs, le pain d'argile, et une chantilly nourrissante au beurre de karité. Peut-être y prendrez-vous goût ? Et, si ce n'est pas le cas, pas d'inquiétude, de bons cosmétiques solides et naturels existent dans le commerce. Rappelez-vous l'erreur à éviter mentionnée au début de ce livre : vouloir tout faire soi-même. Alors, on y va progressivement.

AVANT DE COMMENCER : *quelques précautions d'usage*

1. Lavez-vous les mains, attachez vos cheveux.
2. Nettoyez votre plan de travail puis désinfectez-le avec de l'alcool à 70°.
3. Utilisez un matériel dédié et lavez-le à l'eau savonneuse avant de commencer.
4. Stérilisez les contenants dans de l'eau à plus de 70 °C.
5. Respectez les doses indiquées dans les recettes.
6. Faites systématiquement un test d'allergie en appliquant une petite dose à l'intérieur de votre coude. S'il n'y a pas de réaction après 48 h, vous pouvez utiliser le produit.
7. Étiquetez toujours vos réalisations en indiquant la date de fabrication et la nature du produit.

SAVON SANS SAVON

LE PAIN D'ARGILE

•

Le pain d'argile, c'est un peu comme un savon solide sauf qu'on laisse de côté toutes les étapes de saponification à froid et le temps de cure ! C'est un nettoyant doux, sans savon, qui agit comme un soin sur la peau avec l'avantage de ne pas l'agresser. Il nettoie, purifie et absorbe les odeurs corporelles grâce aux bienfaits naturellement présents dans l'argile. Il convient à tous les types de peaux.

Ustensiles

- 1 BOL EN BOIS, EN VERRE OU EN CÉRAMIQUE
- 1 PETIT MOULE

Ingrédients

180 g de rhassoul

\+

50 g d'hydrolat de rose

\+

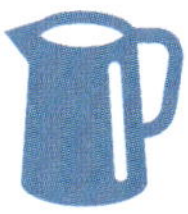

70 g d'eau

Étapes

1. Mélangez tous les ingrédients dans un bol. Évitez les ustensiles en métal lors de la manipulation de poudres ou d'argiles, car ce matériau altère les actifs des produits.La consistance doit être ni trop liquide ni trop épaisse.

2. Versez la préparation dans le moule. Laissez sécher au soleil 1 à 2 jours, puis démoulez. Vous pouvez également le façonner à la main.

3. Vous pouvez l'utiliser en l'état, mais personnellement je préfère ajouter un jour de séchage après le démoulage pour m'assurer que le pain soit bien solide.

Utilisation

Humidifiez-vous le corps et le visage, puis utilisez comme un savon solide classique.

Conservation

Plusieurs mois à l'abri des éclaboussures et de l'humidité.

L'astuce de Mina

La recette est complètement personnalisable. Vous pouvez remplacer l'eau par les hydrolats de votre choix, faire des pains avec d'autres types d'argile (rose, verte, blanche…) ou même ajouter des huiles essentielles.

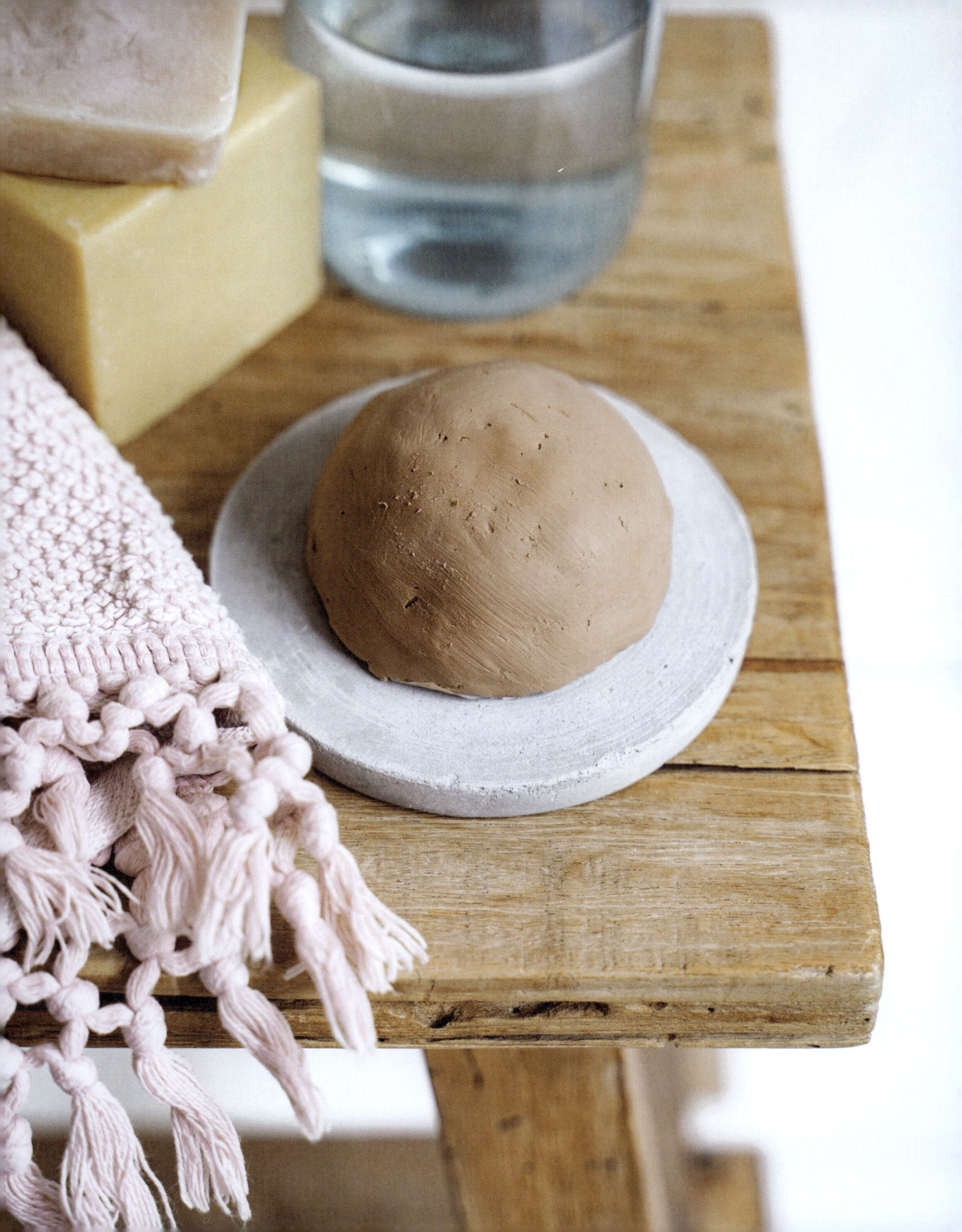

CHANTILLY DE KARITÉ

NOURRISSANTE POUR LE CORPS

Pour remplacer les tubes de crème pour le corps, voici la chantilly de karité ! Une texture crémeuse et aérienne pour profiter des bienfaits réparateurs et protecteurs des actifs présents dans cette recette accessible à tous.

Ustensiles

- 1 BOL OU SALADIER
- 1 FOUET OU BATTEUR ÉLECTRIQUE
- 1 POT

Ingrédients

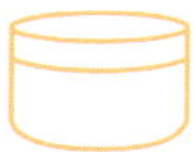

80 g de beurre de karité non raffiné

+

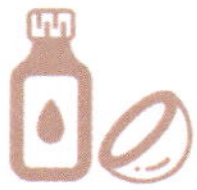

20 g d'huile de coco

+

40 g d'huile d'amande douce

+

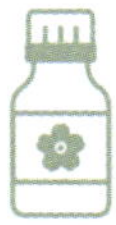

20 gouttes d'extrait aromatique de vanille (ou plus selon l'odeur souhaitée, facultatif)

Étapes

1. Faites ramollir (mais pas fondre) le beurre de karité et l'huile de coco.
2. Ajoutez l'huile d'amande douce et mettez 10 min au réfrigérateur.
3. Battez la préparation refroidie au batteur électrique jusqu'à obtenir une chantilly assez ferme. Puis placez la mixture au congélateur 1 à 2 min.
4. Battez de nouveau pour obtenir une consistance bien ferme.
5. Ajoutez l'extrait aromatique de vanille et mettez en pot.

Utilisation

Appliquez sur le corps propre et sec.

Conservation

La vitamine E naturellement présente dans le beurre de karité sert de conservateur. La chantilly de karité se conserve ainsi 6 mois à l'abri de la lumière et de la chaleur. Vous pouvez la personnaliser à souhait avec d'autres huiles en gardant comme base le beurre de karité.

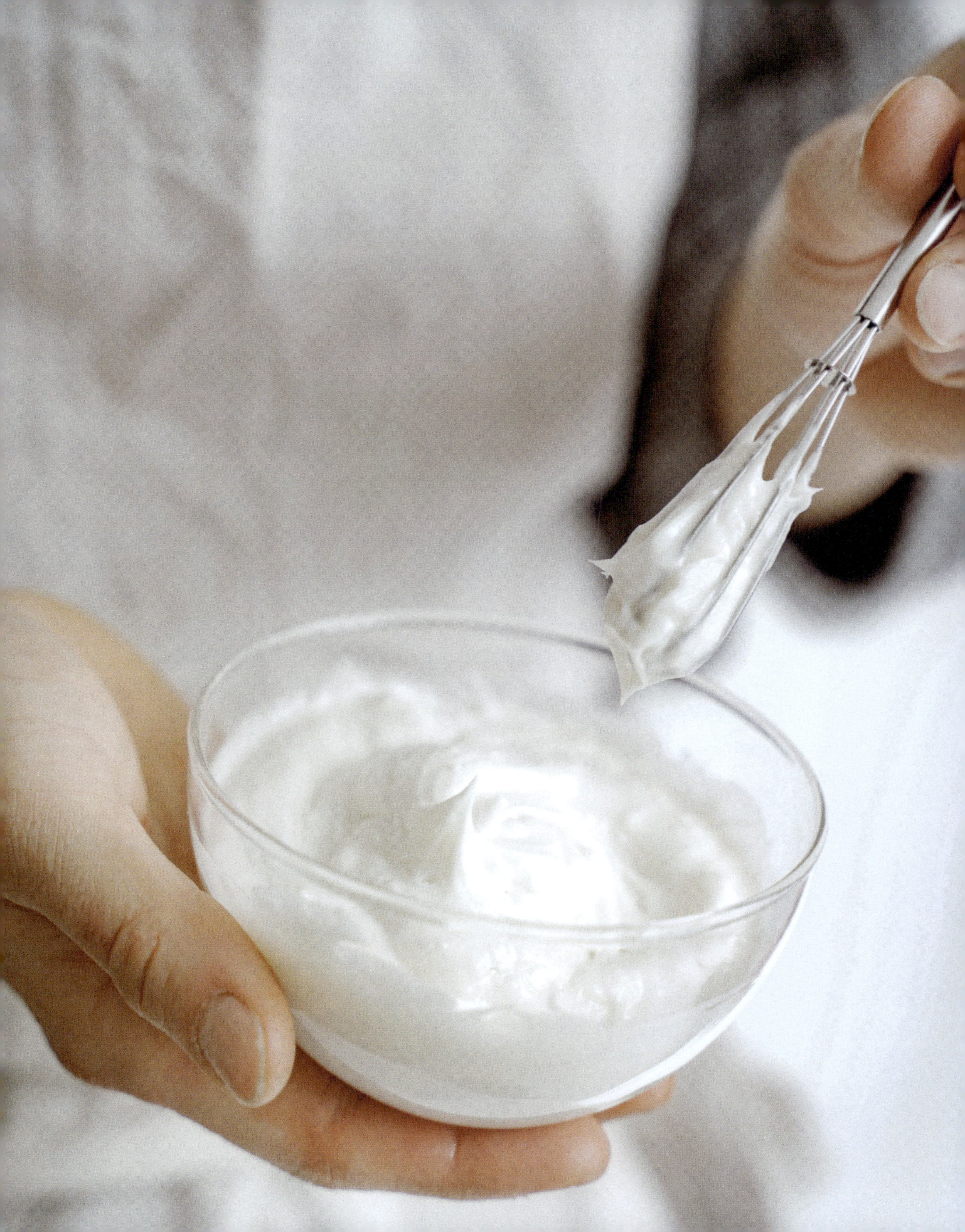

APPRIVOISER LES COSMÉTIQUES SOLIDES

Les cosmétiques solides, généralement proposés en vrac, sont une bonne solution. Une fois qu'ils sont terminés, il n'y a rien à jeter. Certains sont vendus dans des contenants réutilisables ou recyclables en métal, carton ou kraft, il n'y a pas de suremballage et côté esthétique, cela change des couleurs criardes des flacons en plastique dans la salle de bains. Notez qu'on ne trouve pas que des shampoings et savons solides. L'offre est diverse avec des déodorants, des baumes, des après-shampoings, et j'en passe !

1 Choisir ses cosmétiques solides

Ce n'est pas parce qu'un cosmétique est solide que sa composition est naturelle. Il faut également prendre en compte la liste INCI, mention légale obligatoire depuis 1999 sur tous les cosmétiques. L'ordre des composants dans la liste correspond à leur dosage. Le premier est celui présent en plus grande quantité, ainsi de suite.

5 PISTES POUR COMPRENDRE *une liste INCI*

1. Il s'agit d'une liste standardisée d'ingrédients, obligatoire pour les produits cosmétiques. Elle liste les ingrédients et leurs quantités.
2. Les ingrédients sont listés par ordre décroissant de concentration. Les premiers ingrédients de la liste sont donc ceux qui sont présents en plus grande quantité dans le produit. Si les premiers ingrédients sont des huiles minérales, des silicones ou des alcools, cela indique que le produit est de qualité inférieure.
3. Certains ingrédients comme les parabènes, les sulfates et les phtalates sont controversés et suscitent des préoccupations en matière de santé ou d'environnement. Attention, les parabens, qui portent divers noms (butylparaben, propylparaben, sodium butylparaben, sodium propylparaben), ne sont pas tous nocifs, l'UFC-Que Choisir donne un bon moyen mnémotechnique : ceux qui commencent par P ou B ne sont « pas bons[5]».
4. Si vous avez des allergies connues, vous pouvez rechercher des ingrédients spécifiques qui peuvent déclencher une réaction allergique. Par exemple, si vous êtes allergique aux noix, vous devez éviter les produits contenant de l'huile d'amande ou de l'huile d'argan.
5. Aidez-vous d'une appli pour y voir plus clair : INCI Beauty, QuelCosmetic, Clean Beauty sont trois bonnes options.

5 Consulter l'article de l'UFC-Que Choisir très complet à ce sujet : www.quechoisir.org/decryptage-produits-cosmetiques-les-fiches-des-molecules-toxiques-a-eviter-n2019/

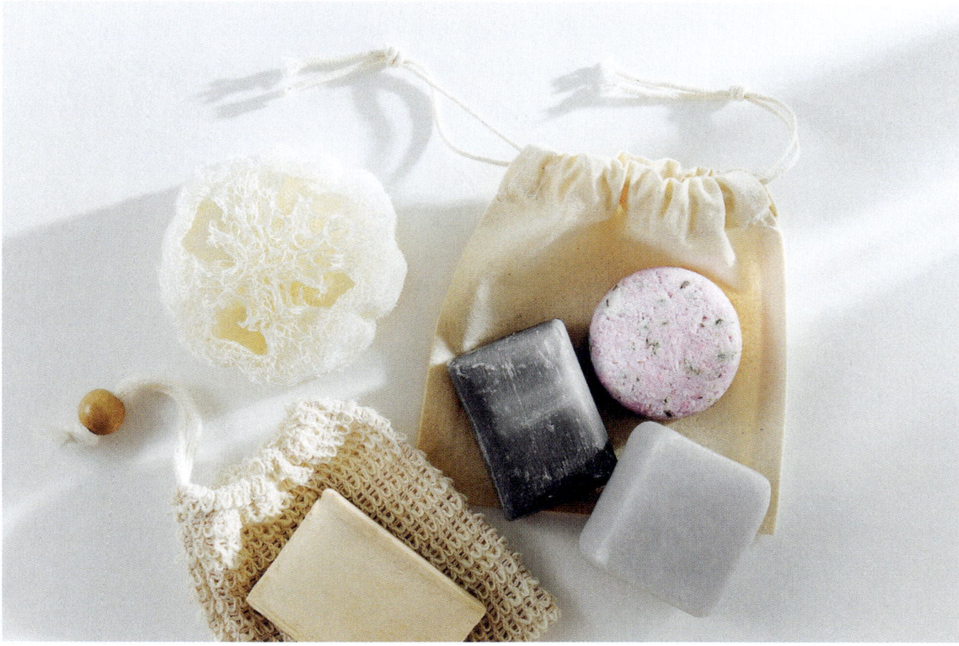

2 Utiliser ses cosmétiques solides

Les shampoings et savons solides s'utilisent jusqu'à deux fois plus longtemps que les flacons liquides : réalité ou discours marketing ? Avec les astuces que je vais vous partager, vous verrez que, oui, les solides sont plus économiques. Il suffit d'avoir les bons gestes d'utilisation et de conservation. Nos chers amis sans contenant requièrent un peu plus d'attention, mais ne prenez pas vos jambes à votre cou, c'est juste du bon sens.

Ouvrir un flacon de produit, en verser dans la paume de ses mains, le faire mousser, puis frotter sa peau ou son cuir chevelu, c'est simple. Dites-vous que pour les solides, c'est pareil, rien de bien compliqué.

La première étape est de bien humidifier la zone à laver. Pour le corps, préférez l'utilisation d'une fleur de douche réutilisable sans plastique ou encore d'une éponge luffa pour faire mousser le savon, puis passez l'accessoire sur le corps. Grâce à la mousse générée, vous utiliserez moins de produit que si vous frottiez le produit directement au contact du corps. Pour les cheveux, il est préférable de frotter directement le shampoing solide sur le cuir chevelu, puis de faire mousser en massant du bout des doigts.

③ Conserver ses cosmétiques solides

La règle de base à connaître est la suivante : **les solides n'aiment pas l'humidité**. Gardez-la bien en tête et donnez à votre solide le temps de sécher entre deux utilisations ! Conservez-le à l'abri des éclaboussures d'eau. Je vois bien votre savon placé à proximité de votre pommeau de douche, quelle erreur !

En effet, un shampoing ou savon solide qui sèche efficacement à l'air libre ne se ramollira pas, ni ne deviendra gluant ou tout mou. Il gardera sa solidité. A contrario, un savon ou shampoing solide toujours humide ou laissé au contact de l'eau stagnante fondra vite et engendrera une perte de produit. C'est également le cas si le solide est déposé sur le rebord du lavabo ou de la baignoire. Il se colle dessus et laisse des traces qui, en plus d'être salissantes, sont du gâchis.

Le choix du porte-savon est essentiel pour la bonne conservation des solides. Pour une salle de bains zéro déchet, mieux vaut opter pour un porte-savon en fibres végétales, comme le luffa, 100 % naturel et biodégradable. Son pouvoir absorbant garantit un séchage optimal du savon ou du shampoing solide mouillé. Le porte-savon en luffa est lavable à la main ou en machine à 30 °C.

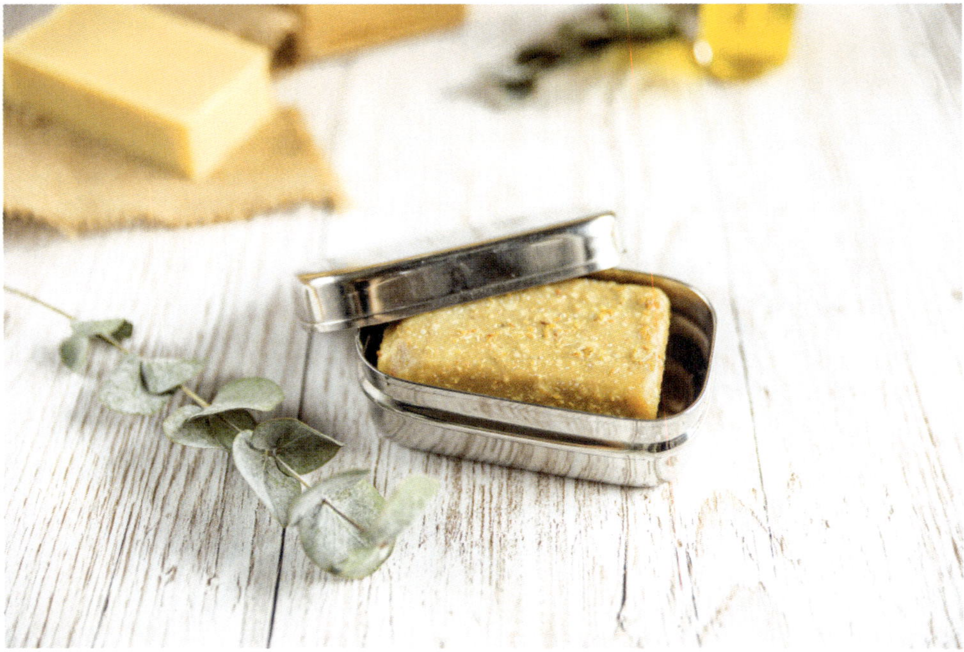

Vous pouvez également choisir un porte-savon aimanté à ventouse. Solide, esthétique et pratique, il permet un séchage à l'air libre rapide et homogène. Il se fixe sur n'importe quelle paroi lisse, sèche et sans aspérité. Ce porte-savon garde le solide en lévitation à la verticale, un gain de place et une note d'esthétisme !

5 CONSEIL POUR CONSERVER *ses cosmétiques solides*

1. Après utilisation, secouez vos savons pour retirer l'excédent d'eau.
2. Conservez-les à l'air libre, pas dans une boîte de rangement.
3. Gardez-les à l'abri de la chaleur et de l'humidité.
4. Évitez qu'ils soient au contact des éclaboussures.
5. Choisissez un bon porte-savon.

Quand le savon ou le shampoing solide devient tout petit, le porte-savon n'a plus trop d'utilité. Mieux vaut alors utiliser un filet à savon pour ne pas en perdre une miette. C'est un indispensable dans la salle de bains zéro déchet ; il permet d'utiliser ses solides jusqu'au bout. Fini les chutes à la poubelle et zéro gaspillage ! Il suffit d'introduire les morceaux restants du savon dans le filet, de le mouiller pour le faire mousser et de se laver. Le filet à savon peut aussi servir comme pochette de transport lors de déplacements.

L'astuce de Mina

Les chutes de savon peuvent être mises de côté, puis fondues ensemble au bain-marie. Il suffira ensuite de couler la préparation dans un moule et de laisser sécher au moins 48 h. Hop, un nouveau savon prêt à l'emploi !

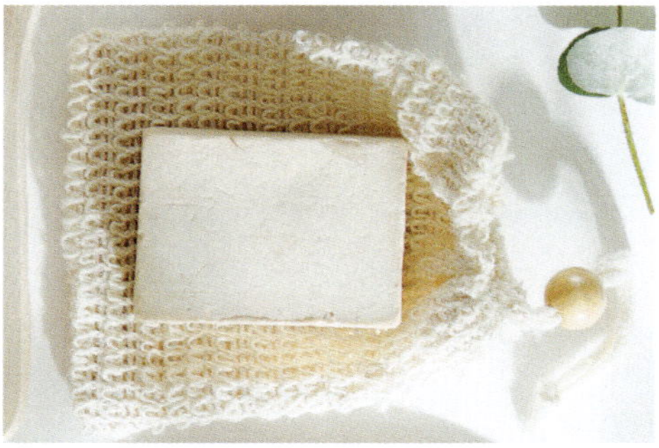

ADOPTER UNE ROUTINE VISAGE MINIMALISTE ET NATURELLE

La peau de son visage ? Apprendre à la connaître est précieux pour concevoir et adopter une routine minimaliste. En réalité, il suffit de peu de produits pour prendre soin de son visage. Fini les dizaines de tubes de crème et de sérum, ce qui veut dire moins de déchets !

1 Simplifier, simplifier, simplifier

Simplifier votre routine visage ne peut être que bénéfique pour votre peau et votre engagement zéro déchet. Voici celle que j'ai adoptée :

1. **Se laver avec un savon solide adapté à sa peau.** On optera pour un savon l'huile végétale de nigelle pour les peaux grasses ou les affections cutanées, à l'huile d'argan pour tous types de peaux ou au macérat de calendula pour les peaux sensibles.

2. **Hydrater et tonifier avec un hydrolat** de romarin (peau grasse ou à affections cutanées), de rose (tous types de peaux), de fleur d'oranger (peaux sensibles) et/ou une noisette de gel d'aloe vera.

3. **Nourrir et sceller l'hydratation avec une huile végétale fluide et non comédogène** (qui n'obstrue pas les pores), comme l'huile végétale d'argan, de jojoba ou encore de noisette. En cas de problèmes cutanés (acné, eczéma...), n'hésitez pas à ajouter 2 ou 3 gouttes d'huile de nigelle, qui est une arme redoutable contre les affections cutanées.

Veillez à sélectionner des produits certifiés biologiques et des huiles végétales de première pression à froid. Et dans des contenants réutilisables ou rechargeables, c'est encore mieux !

L'astuce de Mina

L'éponge konjac est une pépite pour le nettoyage de la peau au quotidien. Elle convient même aux peaux les plus sensibles. Elle désobstrue les pores, unifie le teint et est séborégulatrice.

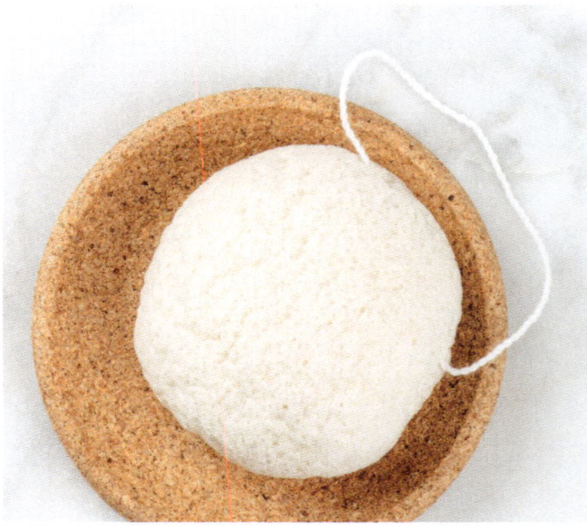

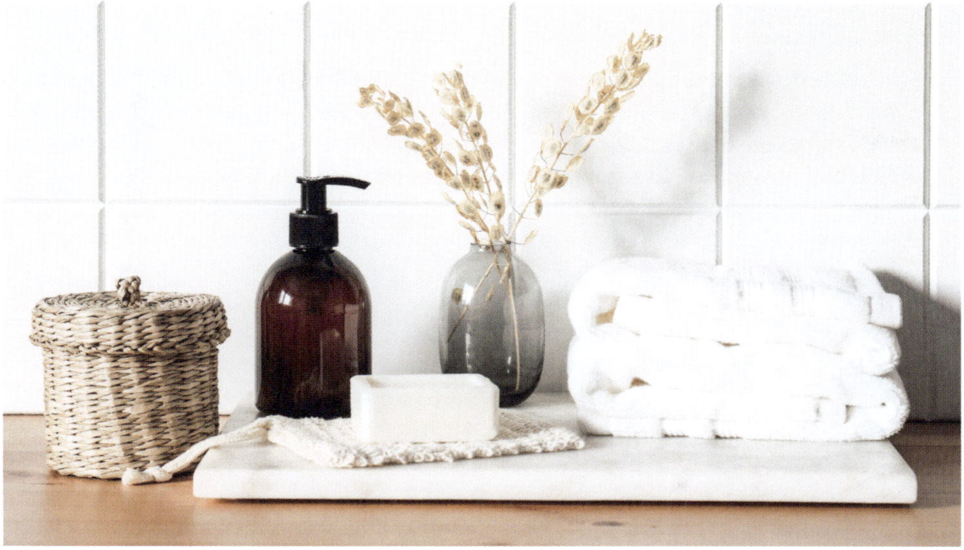

2 Limiter l'utilisation du savon

Utiliser du savon ou du gel nettoyant plusieurs fois dans la journée détériore le film hydrolipidique, une sorte de barrière protectrice recouvrant la totalité de la surface de la peau. Une peau qui se sent agressée surproduit du sébum, et c'est ainsi que les imperfections apparaissent et que les pores se bouchent. Le cercle vicieux commence alors : trop de nettoyage, une peau qui se protège et des imperfections.

L'astuce de Mina

Faites une routine complète le soir pour débarrasser votre peau de toutes les impuretés accumulées dans la journée. Le matin, n'utilisez pas de savon. Rafraîchissez seulement votre visage à l'eau claire ou avec un hydrolat.

3 Utiliser de l'huile végétale comme démaquillant

Vous pouvez facilement vous débarrasser de votre bouteille de démaquillant. Remplacez-la par de l'huile végétale comme celle d'argan, de jojoba ou même d'olive. Il suffit d'en verser quelques gouttes, de la chauffer entre les mains et de faire des mouvements circulaires sur le visage et les yeux. Le corps gras de l'huile attire le corps gras du maquillage. Aspergez ensuite votre visage d'hydrolat pour fluidifier et retirer les éventuels résidus.

SUPPRIMER LES DÉODORANTS CONVENTIONNELS

Fini les aérosols et les déodorants à bille à la composition douteuse ! Youpi, vous avez pris votre décision, mais vous avez encore quelques réticences face aux déodorants naturels et solides. Certaines personnes trouvent qu'ils ne sont pas efficaces, car elles sont sujettes à des mauvaises odeurs amplifiées. Ce phénomène s'explique par le fait que les toxines se libèrent en masse. Le corps a besoin de se réguler à nouveau.

1 La détox des aisselles, ça existe ?

La réponse est oui ! Le moment est peut-être venu de détoxifier cette zone et de remettre les compteurs à zéro ! Mon astuce : un soin à faire en cure et qui va permettre de désobstruer les pores des aisselles, d'éliminer les toxines et les potentiels résidus chimiques. C'est en quelque sorte un nettoyage en profondeur de cette zone trop souvent oubliée. Elle est parfois sursollicitée, les toxines s'y accumulent et les mauvaises odeurs apparaissent. Car oui, la transpiration est un mécanisme normal, mais les mauvaises odeurs sont dues aux toxines que le corps élimine. Bras en l'air, à vous le masque des aisselles (voir p. 108) !

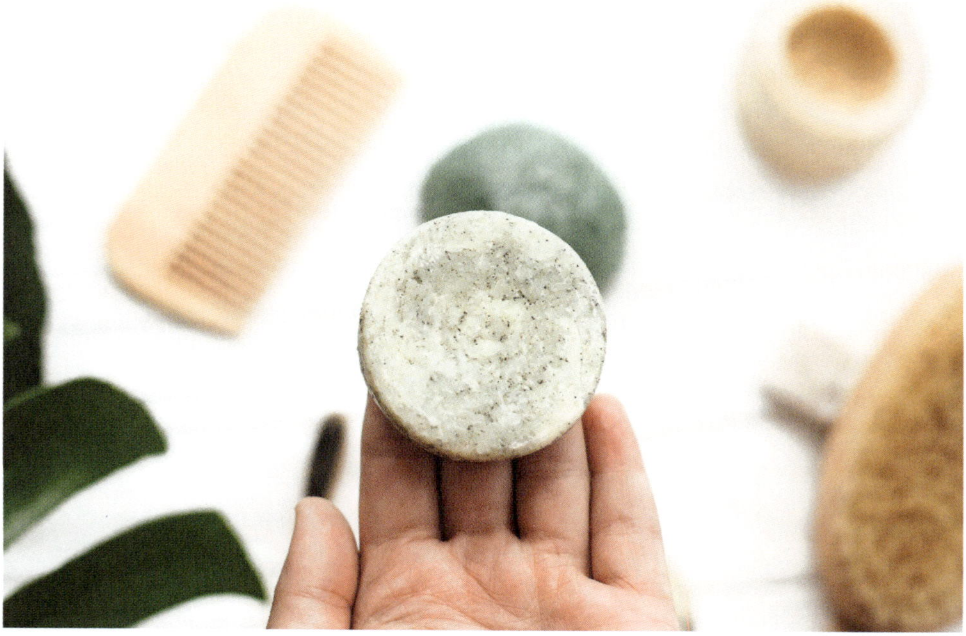

2 Les bonnes raisons d'adopter un déodorant solide

Opter pour un déodorant solide, c'est faire un pas de plus dans la démarche zéro déchet pour la salle de bains. On évite les sticks et bombes aérosols, qui, en plus de finir à la poubelle, contiennent des agents potentiellement cancérigènes. Mais attention, déodorant solide n'est pas forcément synonyme de bonne composition. Tous les cosmétiques solides n'ont malheureusement pas une composition naturelle. Lisez bien la liste INCI.

Les déodorants solides sont généralement composés d'huiles et beurres végétaux, de cire d'abeille ou végétale, de parfums, d'huiles essentielles et de bicarbonate. Si vous avez la peau fragile, évitez les déodorants solides contenant du bicarbonate, qui peut être irritant, ou choisissez un produit faiblement dosé. Si vous êtes enceinte ou si vous allaitez, évitez les déodorants solides contenant des huiles essentielles.

L'astuce de Mina

Le déodorant solide s'applique directement au contact des aisselles en faisant des mouvements de haut en bas. Les aisselles doivent être propres et non humides pour éviter les mauvaises odeurs.

DÉTOX DES AISSELLES

POUR DES DÉODORANTS NATURELS ENFIN EFFICACES

Attention, vous ne devrez rien appliquer sur vos aisselles durant 1 à 3 semaines (selon chacun), sauf ce masque ! Si cela vous semble impossible, utilisez un déodorant avec une bonne composition et ne lâchez rien, votre corps va s'habituer ! Durant cette cure, il faut aussi boire beaucoup d'eau pour aider le corps à éliminer les toxines par la transpiration. Ce soin est à faire tous les 2 jours jusqu'à ne plus sentir de mauvaises odeurs.

Ustensile

- 1 RÉCIPIENT

Ingrédients

2 c. à café d'argile verte

+

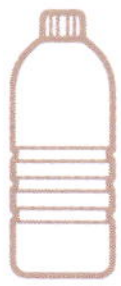

1 c. à café de vinaigre de cidre

+

1 c. à café d'hydrolat de sauge officinale

+

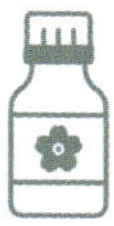

5 gouttes d'huile essentielle de coriandre

+

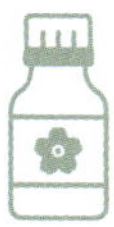

3 gouttes d'huile essentielle de romarin (facultatif)

Étapes

1. Mélangez tous les ingrédients afin d'obtenir une texture homogène, ni trop liquide, ni trop épaisse, pour l'appliquer facilement.

2. Déposez en couche épaisse sur des aisselles propres (environ 15 min). Bras en l'air de rigueur !

3. Rincez à l'eau claire.

Utilisation

Les soins à l'argile ont tendance à vite sécher une fois appliqués. Or l'argile qui sèche et craquelle agresse la peau et l'assèche. Pour profiter au maximum des actifs de l'argile, n'hésitez pas à asperger la zone d'hydrolat de votre choix quand vous sentez que la préparation commence à sécher. Ainsi, vous pourrez garder le masque 15 min sans souffrir de sécheresse cutanée.

Conservation

À utiliser minute pour éviter que l'argile durcisse.

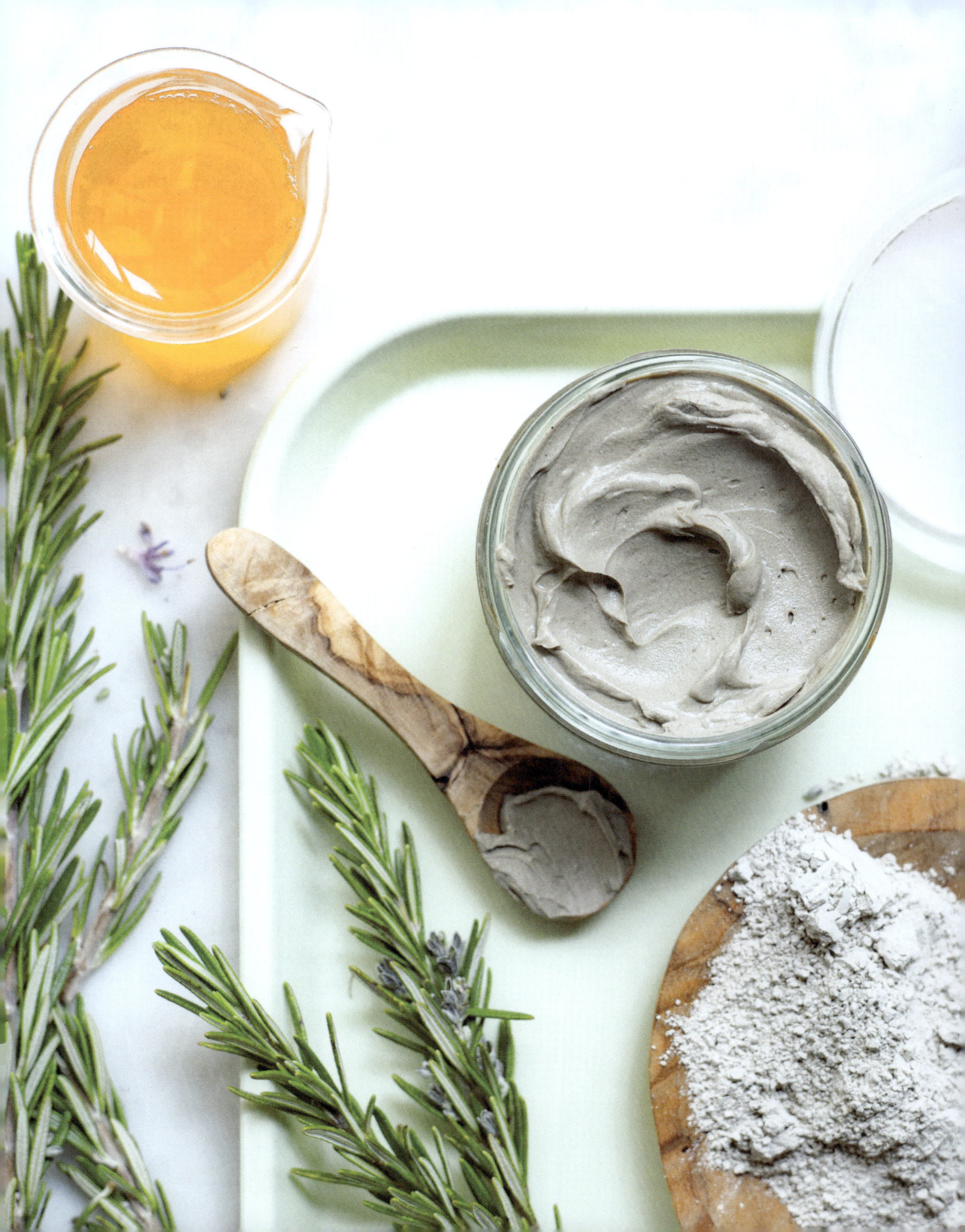

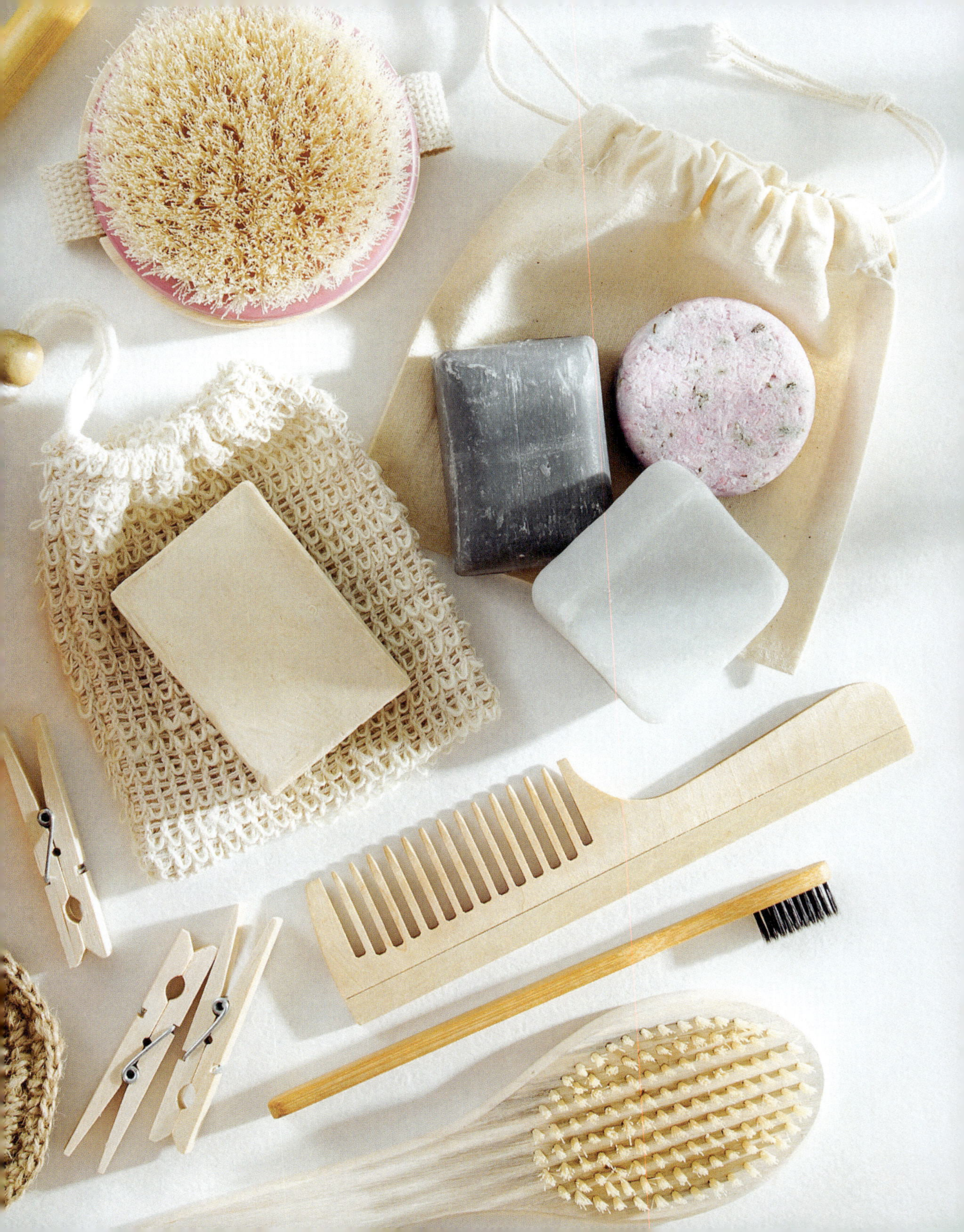

PRENDRE SOIN DE SES CHEVEUX AU NATUREL

Les cheveux, vaste sujet ! Surtout quand on passe au naturel. Par quoi remplacer sa routine habituelle sans se ruiner ? Sachez que prendre soin de sa chevelure avec des produits naturels que l'on a déjà dans ses placards, donc à moindre coût, c'est possible ! Au vu des résultats, vous ne vous en passerez plus ! Je vous partage mes recettes essentielles – shampoings, après-shampoing, masque hydratant, shampoing sec et produit coiffant. De belles économies et des rayons de supermarché à oublier !

1 Première étape : la clarification

Le passage d'un shampoing liquide à un shampoing solide ou à une poudre lavante nécessitera un temps d'adaptation pour vos cheveux. Pour accélérer ce processus, vous pouvez passer par la clarification. Cette étape permet de nettoyer les cheveux en profondeur en les débarrassant de l'accumulation de produits et de résidus (poussières, pollution…) et de purifier le cuir chevelu.

Parfois, les cheveux étouffent et ont besoin d'une remise à zéro. Après la clarification, les cheveux sont plus réceptifs aux soins et routines prodigués. Ils deviennent plus brillants, doux, et retrouvent du volume. La clarification permet également d'espacer les shampoings. Il existe deux types de clarification, dont les bénéfices sont les mêmes. La seule différence, c'est que le bicarbonate de soude étant plus abrasif, il ne conviendra pas aux cuirs chevelus les plus sensibles.

La clarification à l'argile

1. Mélangez 3 c. à soupe d'argile avec de l'eau tiède pour obtenir une pâte ni trop liquide ni trop épaisse (comparable à la consistance de pâte à tartiner). Utilisez une cuillère en bois pour ne pas altérer les actifs des poudres.
2. Démêlez vos cheveux, puis aspergez-les d'eau pour faciliter l'application et ouvrir les écailles.
3. Appliquez la pâte sur les racines et étirez sur les longueurs.
4. Massez le cuir chevelu, laissez poser 30 min, puis rincez à l'eau claire. Le shampoing est facultatif puisque l'argile est lavante. Elle agit par absorption des graisses et des impuretés.
5. Appliquez ensuite un masque hydratant sur les longueurs et pointes, et laissez poser 20 min environ sous un bonnet de soin.
6. Rincez à l'eau claire.
7. Finissez par un rinçage acide pour refermer les écailles des cheveux.

La clarification au bicarbonate de soude

1. Ajoutez 1 c. à café de bicarbonate de soude dans une dose généreuse de votre shampoing habituel.
2. Massez le cuir chevelu longuement pour bien décoller les racines.
3. Rincez à l'eau claire.
4. Appliquez ensuite un masque hydratant sur les longueurs et pointes, et laissez poser 20 min environ sous un bonnet de soin.
5. Rincez à l'eau claire.
6. Finissez par un rinçage acide pour refermer les écailles des cheveux.

Le rincage acide

Le rinçage acide consiste à utiliser un liquide au pH acide pour équilibrer le cuir chevelu et resserrer les cuticules. Le vinaigre de cidre en eau de rinçage a des vertus réparatrices, nettoyantes, et permet d'éliminer le calcaire de l'eau. Les cheveux sont plus brillants et doux, les écailles de la fibre capillaire sont resserées.

Pour réaliser ce mélange, diluez 1 c. à soupe de vinaigre de cidre dans 50 cl d'eau. À utiliser en dernière eau de rinçage. L'odeur s'estompe rapidement.

Le rinçage à l'eau de riz

L'eau de rinçage du riz peut être utilisée pour rincer ses cheveux. Avant cuisson, je rince systématiquement le riz pour faire disparaître les éventuelles poussières et autres indésirables. L'excédent d'amidon, responsable du riz « gluant » à la cuisson, est également évacué. Sachez que vos cheveux raffolent de cet amidon !

Conservez l'eau de rinçage et versez-la de la racine aux pointes pour assainir le cuir chevelu, lustrer la fibre capillaire et refermer les écailles.

2 Deuxième étape : le lavage

Une fois l'étape de clarification accomplie, je vous conseille d'alterner les lavages de cheveux en utilisant une fois sur deux un shampooing solide et la méthode no-poo (abréviation de « no shampoo »). Cela espacera votre fréquence de shampoing. Une fois par semaine, c'est l'idéal.

Bon à savoir

Frottez le shampoing à quatre endroits : le devant de la tête, les côtés et l'arrière. Nul besoin de passer le shampoing sur les longueurs.

Il est en effet possible de se laver sans savon et sans produits contenant des tensioactifs… Le no-poo est une méthode qui permet de ne pas utiliser de shampoing, mais plutôt des poudres naturelles aux propriétés lavantes (rhassoul ou shikakaï par exemple, voir p. 116). Elles agissent par absorption des impuretés, des graisses, et rééquilibrent la production de sébum. C'est extrêmement doux pour le cuir chevelu. À ne pas confondre avec la méthode *water only*, dans laquelle on utilise uniquement de l'eau. Je l'ai testée aussi, sans grande efficacité pour mes cheveux.

3 Troisième étape : les soins

Vous avez terminé vos bouteilles de shampoings et de soins conventionnels, vos cheveux sont clarifiés et vous les avez lavés avec un shampoing solide ou une poudre lavante, il est temps de passer aux soins ! Contrairement aux idées reçues, le zéro déchet n'implique pas nécessairement de renoncer à l'intégralité de votre routine. Si vos cheveux sont secs et rebelles, ou à l'inverse si vous les jugez trop fins et gras, bref s'ils nécessitent beaucoup d'attention et de soins, je partage avec vous mes meilleures recettes : une crème d'avoine en après-shampoing (voir p. 117), un masque hydratant à l'amidon de maïs (voir p. 118), un shampoing sec (voir p. 119), un gel coiffant aux graines de lin (voir p. 120). Pour la majorité, les ingrédients viennent de ma cuisine, tout simplement.

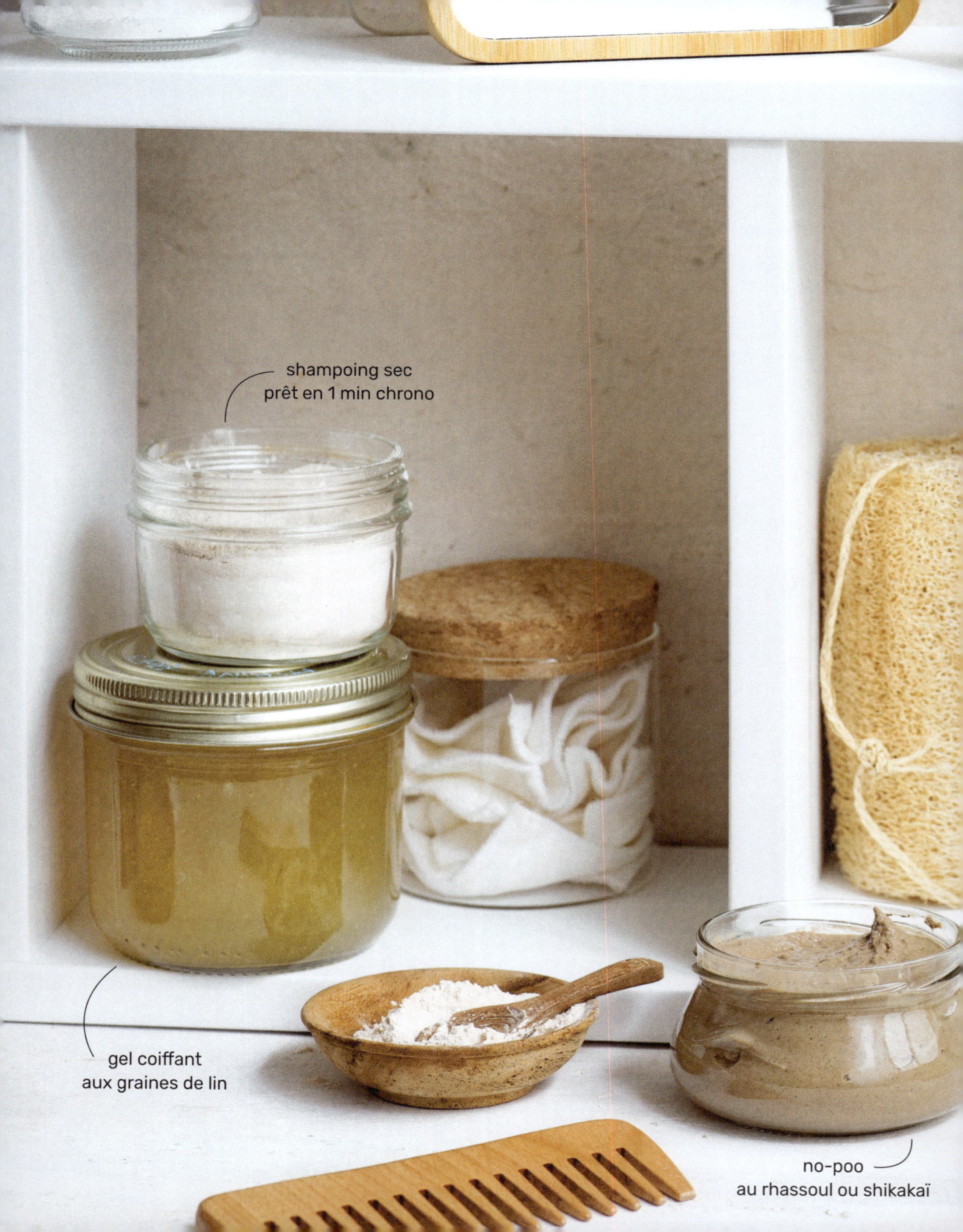
shampoing sec
prêt en 1 min chrono
gel coiffant
aux graines de lin
no-poo
au rhassoul ou shikakaï

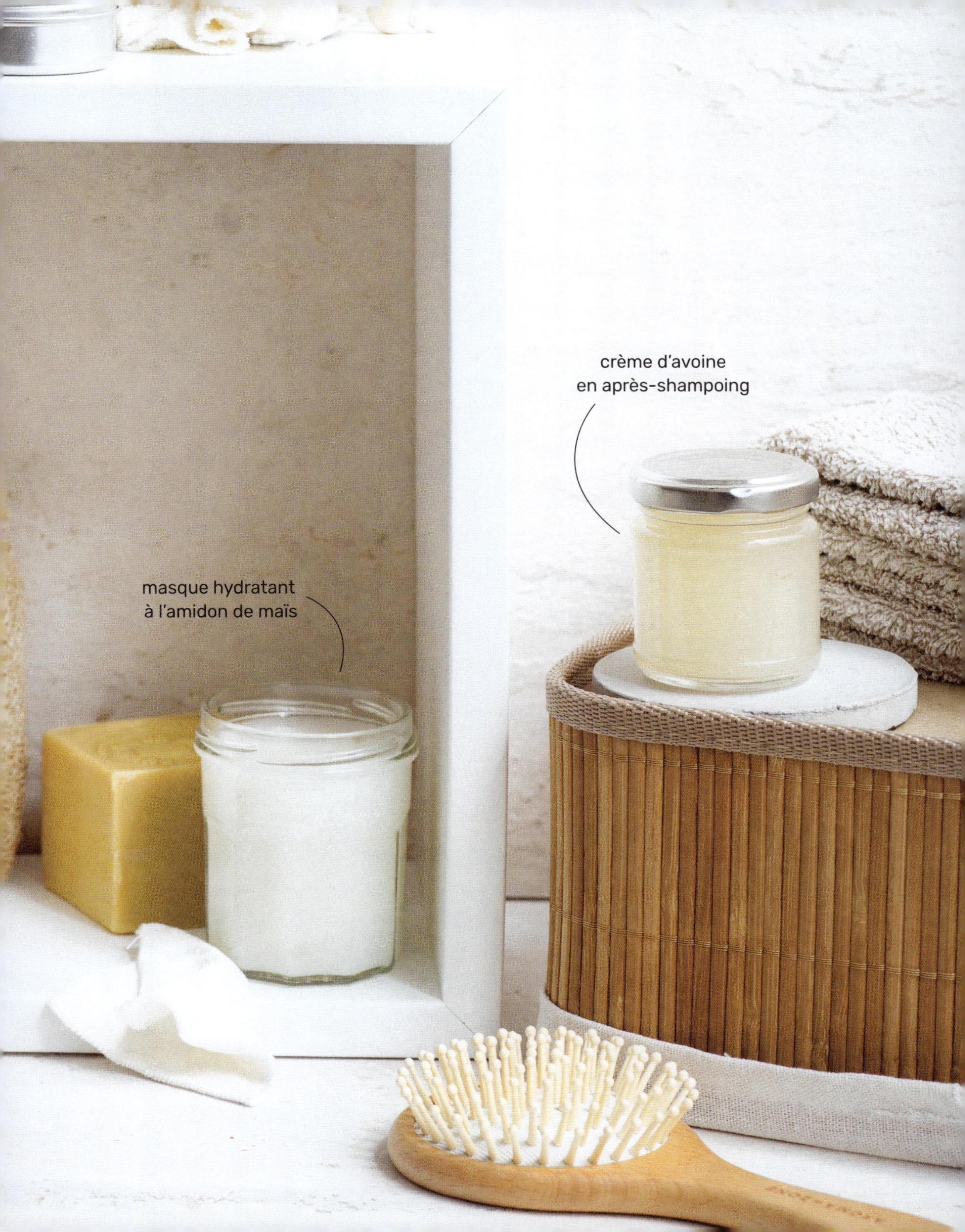
crème d'avoine
en après-shampoing
masque hydratant
à l'amidon de maïs

NO-POO

AU RHASSOUL OU SHIKAKAÏ

Avec cette technique, différents problèmes capillaires peuvent être résolus (irritations, démangeaisons, pellicules), car le cuir chevelu ne sera pas agressé par les tensioactifs présents dans les shampoings. Les cheveux regraissent moins vite, ce qui permet d'espacer les shampoings.

Ustensiles

- 1 BOL
- 1 CUILLÈRE

Ingrédients

2 c. à soupe d'argile de rhassoul ou de shikakaï (la quantité varie selon la masse de cheveux)

+ 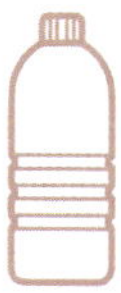

1 c. à soupe de gel d'aloe vera

+ 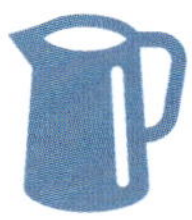

Un peu d'eau chaude pour obtenir une bonne consistance

Étape

Mélangez tous les ingrédients dans le bol. Et voilà, c'est prêt à l'emploi ! Il est conseillé d'utiliser des ustensiles en bois, car le métal altère les actifs présents dans l'argile.

Utilisation

1. Commencez par démêler vos cheveux à sec, ils seront moins fragiles.

2. Mouillez vos cheveux, essorez-les délicatement et passez-y un coup de peigne, l'application de la préparation sera plus facile.

3. Étalez la pâte avec vos doigts seulement sur les racines et massez.

4. Étirez sur les longueurs sans trop insister afin de ne pas les assécher. Les longueurs n'ont pas de sébum, seulement des poussières. Lors du rinçage, l'eau argileuse les en débarrassera sans les assécher.

5. Laissez poser 10 min environ, le temps de vous laver le corps. Il ne faut pas que l'argile sèche sur les cheveux.

6. Rincez à l'eau claire en veillant à bien peigner sous l'eau pour retirer tous les résidus d'argile et éviter l'effet « carton ».

CRÈME D'AVOINE
EN APRÈS-SHAMPOING

•

Voici un excellent après-shampoing à utiliser également comme masque hydratant en le laissant poser 30 min.

Ustensiles

- 1 FLACON HERMÉTIQUE (100 ML)
- 1 CHINOIS
- 1 CASSEROLE

Ingrédients

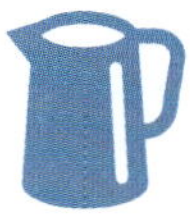

50 cl d'eau

+

5 c. à soupe de flocons d'avoine

+ Du conservateur Cosgard (facultatif)

Étapes

1. Faites chauffer l'eau dans une casserole, puis versez-y les flocons d'avoine lorsqu'elle est frémissante.

2. Laissez chauffer doucement 10 à 12 min en remuant régulièrement pour éviter que la préparation accroche. Ajoutez un peu d'eau si nécessaire et retirez du feu dès que la consistance vous convient : ni trop liquide, ni trop épaisse, sinon vous rencontrerez des difficultés à filtrer.

3. Passez le mélange au chinois pour enlever les résidus d'avoine. Je vous conseille de laisser filtrer tranquillement et de ne pas presser les flocons pour éviter tout résidu dans votre crème. Vous obtenez ainsi une crème lisse, légèrement liquide et gélatineuse. Laissez bien refroidir avant la première utilisation.

Utilisation

Appliquez sur cheveux propres et essorés. Laisser poser 5 min en tant qu'après shampoing sur les longueurs et les pointes. À faire poser 30 min sous un bonnet de soin réutilisable pour un masque hydratant. Toujours sur cheveux propres et essorés. Rincez à l'eau claire.

Conservation

Comme la préparation contient beaucoup d'eau, elle se conserve seulement 1 semaine au réfrigérateur. Pour une conservation plus longue (4 semaines), ajoutez 10 gouttes de conservateur Cosgard.

MASQUE HYDRATANT
À L'AMIDON DE MAÏS (MAÏZENA®)

•

Le conseil que je donne à chaque fois pour une bonne santé capillaire ? Faites des masques hydratants une fois par semaine ! Vous verrez, vos cheveux seront pleins de vitalité. Voici une recette basique à utiliser telle quelle ou à personnaliser.

Ustensiles

- **1 CASSEROLE**
- **1 POT HERMÉTIQUE**

Ingrédients

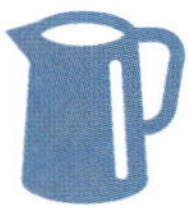

20 cl d'eau

+

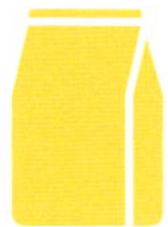

1 c. à soupe bombée d'amidon de maïs (type Maïzena®)

Étapes

1. Dans une casserole, versez l'eau et délayez-y la Maïzena®. Une fois le mélange homogène (sans grumeaux), portez à feu doux en ne cessant pas de mélanger. La préparation commencera à devenir opaque au bout de quelques minutes. Continuez à mélanger avec votre cuillère jusqu'à ce que le mélange se gélifie.
2. Une fois la crème gélifiée, retirez du feu et transvasez-la dans un pot. Vous obtenez une crème lisse, légèrement liquide et gélatineuse. Ne laissez pas trop le mélange se gélifier afin d'éviter d'avoir une crème trop compacte et difficile à appliquer.

Laissez bien refroidir avant la première utilisation. C'est une préparation à faire minute.

Utilisation

Utilisez cette crème sur cheveux propres et essorés. Laissez poser 30 min sous un bonnet de soin, puis démêlez. C'est un excellent masque hydratant maison.

Effectuez un petit rinçage à l'eau tiède en finissant par un jet froid. Vos cheveux seront éclatants de brillance !

Conservation

Préparez la juste quantité. S'il en reste, conservez 3 à 5 jours maximum au frais. Ajoutez un filet d'eau chaude pour retrouver la texture crémeuse avant application.

SHAMPOING SEC

PRÊT EN 1 MIN CHRONO

Ce shampoing sec est à utiliser dès que les racines graissent. Il est très efficace lorsque l'on n'a pas le temps de se laver les cheveux, après le sport ou en voyage par exemple.

Ustensile

- 1 POT EN VERRE OU 1 PULVÉRISATEUR DE POUDRES

Ingrédients

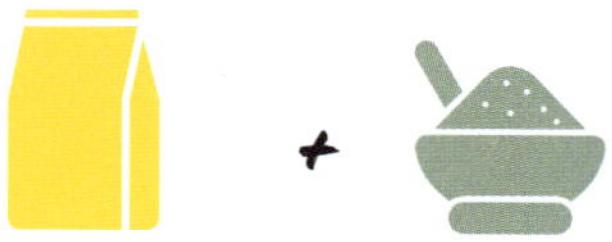

2 c. à soupe d'amidon de maïs (type Maïzena®) + 1 c. à soupe de rhassoul

Étape

Mélangez les poudres dans le pot, et c'est prêt ! Vous pouvez transvaser le tout dans une salière ou dans un pulvérisateur de poudres.

Utilisation

1. Avant de saupoudrer le shampoing sec sur le cuir chevelu, brossez vos cheveux vers l'arrière pour étirer le sébum jusqu'aux pointes. Si vous avez les cheveux bouclés, vous pouvez oublier cette étape !
2. L'application se fait à l'aide d'un pinceau à maquillage. L'idéal, c'est d'utiliser un pinceau kabuki pour doser la quantité déposée et estomper le surplus grâce à ses poils denses.
3. Appliquez le mélange un peu partout en traçant des raies pour faciliter le dépôt des poudres. Ayez la main légère afin d'éviter les grosses traînées.
4. Inutile d'appliquer sur toute la tête : déposez la poudre seulement sur les racines en privilégiant les zones avant du crâne, le dessus et autour des oreilles.
5. Massez légèrement, puis laissez poser 5 à 10 min, le temps de prendre votre petit déjeuner par exemple.
6. Après le temps de pose, frottez délicatement ou brossez de nouveau vos cheveux pour retirer les éventuels résidus. Le mieux est de laisser poser le shampoing sec toute une nuit en oubliant l'étape massage. Au réveil, il suffira de retirer les traces, s'il y en a.

Conservation

Le mélange se conserve 6 mois à l'abri de la lumière et de l'humidité.

GEL COIFFANT
AUX GRAINES DE LIN

•

J'aime l'effet soignant, coiffant et fixant de ce gel aux graines de lin ! Il donne souplesse, brillance et douceur à la chevelure. C'est également un excellent agent hydratant, parfait pour redessiner les boucles ou dompter les frisottis.

Ustensiles

- 1 CONTENANT HERMÉTIQUE
- 1 CHINOIS OU 1 BAS NYLON
- 1 CASSEROLE

Ingrédients

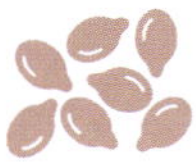

½ tasse de graines de lin

+

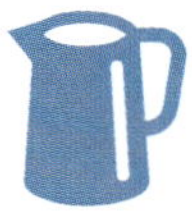

2 tasses d'eau

+ Du conservateur Cosgard (facultatif)

Étapes

1. Dans une casserole, portez à ébullition l'eau et les graines de lin. Laissez bouillir 10 min en remuant régulièrement.

2. Retirez du feu dès que la consistance vous convient : ni trop liquide ni trop visqueuse. Il ne faut pas laisser le gel s'épaissir afin de ne pas avoir de difficultés lors du filtrage. La texture idéale est un gel qui s'écoule de la cuillère en un petit filet fluide.

3. Vient l'étape un peu fastidieuse du filtrage. Vous pouvez utiliser un chinois (pas trop fin pour laisser passer le gel) ou un bas nylon.

Utilisation

Le gel de lin s'applique sur cheveux secs ou mouillés. N'hésitez pas à vous brosser les cheveux après séchage ou « scruncher » vos boucles pour éliminer l'effet cartonné si besoin. Scruncher ses cheveux consiste à presser les pointes dans vos paumes de mains en remontant sur vos longueurs, comme un mouvement d'accordéon. Cette technique se fait généralement cheveux mouillés. Mais on peut la faire sur cheveux secs pour retirer l'effet cartonné.

Conservation

Comme le gel contient beaucoup d'eau, il se conserve assez mal, seulement 1 semaine au réfrigérateur. Pour une conservation plus longue (4 semaines), ajoutez 10 gouttes de conservateur Cosgard. Vous pouvez aussi congeler le gel fraîchement filtré dans des bacs à glaçons pour l'utiliser à tout moment.

L'astuce de Mina

- Les graines de lin peuvent être réutilisées une seconde fois pour refaire du gel. Pensez à les congeler également !
- Sur la peau, j'aime les propriétés hydratantes, raffermissantes et remodelantes de ce gel, qui apporte souplesse et fermeté. Vous pouvez l'appliquer directement sur la peau en tant que sérum avant la crème de jour ou l'utiliser en masque (pose 15 min) en y incorporant des huiles végétales (l'argan pour tous types de peaux, la nigelle pour les peaux à problèmes) ou en lotion après rasage (mélangé à quelques gouttes d'huile d'amande douce).

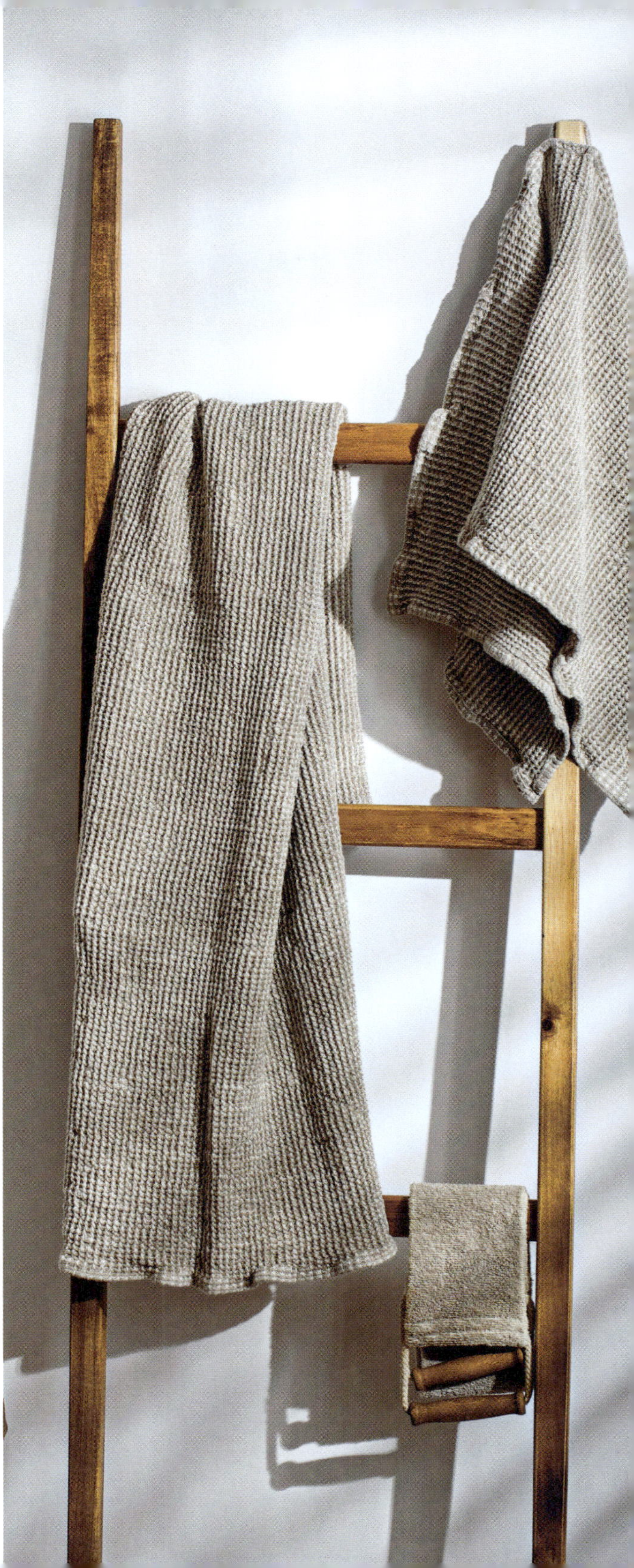

QUELLES SOLUTIONS POUR L'HYGIÈNE INTIME ?

Adopter une hygiène intime zéro déchet présente plusieurs avantages environnementaux, mais aussi pour notre santé et notre portefeuille.

1 Puis-je remplacer mon soin lavant intime ?

On me demande souvent s'il existe un produit solide pour l'hygiène intime féminine. Ce à quoi je réponds : « Je n'en connais pas. » À vrai dire, je n'utilise que de l'eau. Sachez que le vagin est un organe autonettoyant. Les fabricants de produits d'hygiène jouent sur notre crainte de ne pas se sentir propre et fraîche pour nous proposer pléthore de produits. Or la flore vaginale est très fragile. En voulant bien nettoyer, vous pouvez créer l'effet inverse ; gare alors aux risques de bactéries et de mycoses en tout genre.

2 Les protections menstruelles réutilisables

Côté protections intimes, il existe des alternatives saines et écologiques aux protections hygiéniques jetables. Comme la serviette hygiénique lavable (SHL), la coupe menstruelle (*cup*) ou la culotte menstruelle. Je dois avouer que j'ai une petite préférence pour cette dernière. Confortable, et pas de risque qu'elle se fasse la malle en glissant sur les côtés ou produise un choc toxique.

Pourquoi opter pour des protections hygiéniques réutilisables ? Tout simplement parce que cela entre naturellement dans une démarche de réduction des déchets. Voici un constat simple : on utilise en moyenne 5 serviettes hygiéniques dans la journée ; pour un cycle de 5 jours et rapporté à une année, cela donne à peu près 300 serviettes aux ordures ! L'impact de ce petit cycle naturel est juste énorme.

Le meilleur moyen pour moi de recueillir les menstruations, c'est la culotte menstruelle. Chaque jour, on enfile bien une nouvelle petite culotte ? Eh bien, pendant les règles, le rituel ne changera pas. On porte la culotte de règles et c'est tout !

Efficace, elle convient à tous les types de flux, avec une capacité d'absorption jusqu'à 12 heures.

Économique, elle est vite amortie, si on calcule le nombre de protections hygiéniques qu'on aurait dû acheter. Il y a aussi les coûts cachés, car à chaque fuite ce sont des sous-vêtements et des draps tachés qu'il faudra potentiellement racheter. Des tracas qu'on rencontre avec les SHL mais pas avec la culotte menstruelle.

En plus, elle est saine, puisque le sang s'écoule naturellement du corps pour se loger dans la culotte menstruelle. Il n'y a donc pas de risque de choc toxique comme avec la *cup*.

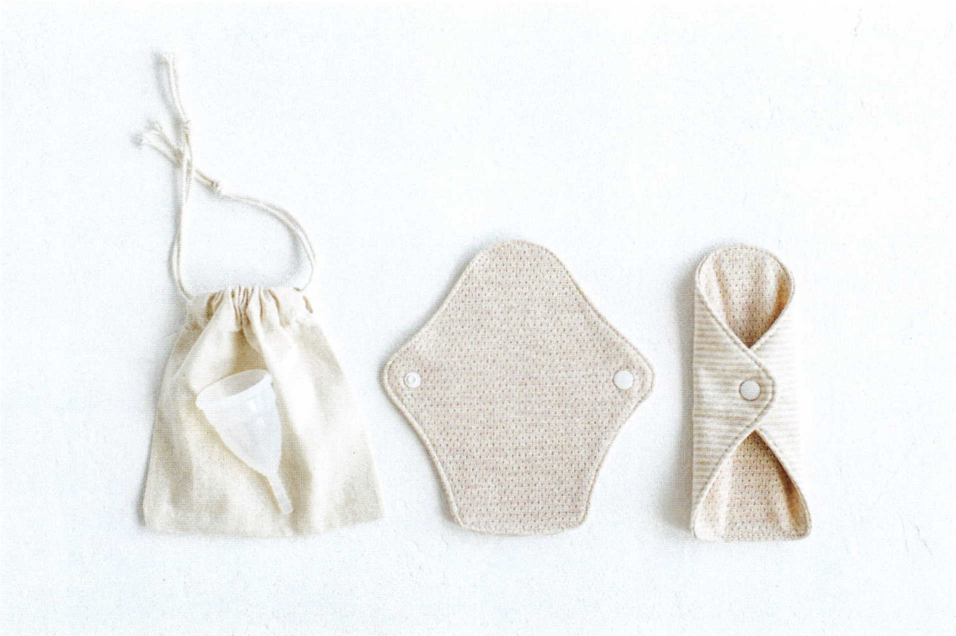

Élégante, pratique et confortable, elle ne glisse pas comme les SHL et n'est pas un dispositif intravaginal comme la *cup*. Aucune gêne ressentie, c'est une culotte tout simplement, sans effet « couche » !

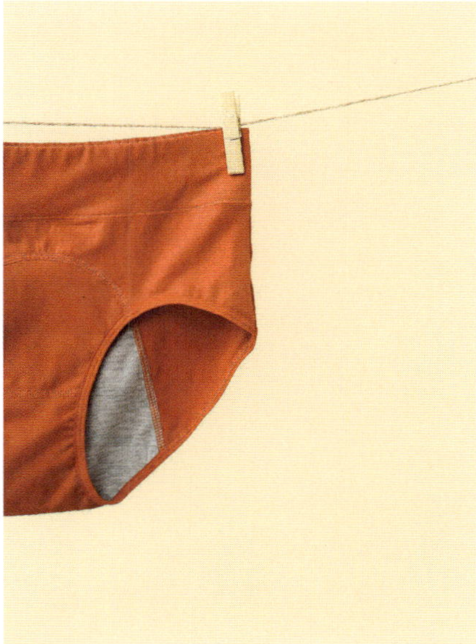

Bon à savoir

Rincez toujours la culotte menstruelle à l'eau froide pour éviter de « cuire » le sang. Puis lavez-la à la main ou en machine, les deux sont possibles. Pour un bon décrassage, plongez-la une fois de temps en temps dans 3 c. à soupe de percarbonate de soude diluées dans 1 l d'eau chaude.

Remerciements

Mon premier livre, qui l'eût cru ? Peut-être ma prof de français de sixième, madame André qui adorait lire mes textes d'invention. Je suis novice dans cet exercice – est-ce mon syndrome de l'imposteur qui ressurgit ? – mais dresser la liste des personnes ayant toujours été là pour moi me semble fort important.

Mes parents dont je tiens sûrement le goût de la nature. Mon père et son fameux jardin. C'était l'activité incontournable du week-end pendant les quinze premières années de mon existence, puis l'adolescence et le rejet pour ensuite y revenir des années plus tard. Ma mère préparait les repas à base de produits du jardin : aller chez le primeur, c'était pécher. On mangeait de saison ce que le jardin nous donnait et, sincèrement, il y avait vraiment de quoi faire. Je parle au passé car je ne vis plus chez mes parents, mais à ce jour, c'est encore comme ça. Enfin, le primeur a quand même fait son entrée dans leur vie car papa ne plante plus autant qu'avant. J'ai aussi découvert tardivement la baguette du boulanger, maman fait le meilleur pain du monde. En rentrant de l'école, le trouver tout chaud, se brûler les doigts en l'ouvrant pour le tartiner de beurre, une pure merveille. Merci maman, merci papa de m'avoir tant donné. Je suis revenue aux basiques grâce à vous. Et au déclic lorsque je suis moi-même devenue maman. Une envie de reproduire ce que j'ai connu sûrement. Merci à mes enfants d'avoir été l'élément déclencheur, de m'avoir ouvert les yeux sur les vraies choses de la vie. Merci à mon homme, toujours présent à mes côtés pour m'épauler, me conseiller et surtout me dire « Tu es la meilleure ! ». Ça a du bon surtout quand mon syndrome de l'imposteur toque à ma porte. Ma fratrie, comment ne pas leur dire MERCI. Une fratrie tellement unie qu'en a découlé une entreprise avec deux de mes sœurs et les autres, toujours là pour aider si besoin.

Et enfin, je ne le dirai jamais assez, merci à ma communauté, vous qui me lisez, vous qui commandez sur ma boutique, vous qui avez fait de Retour O Naturel ce qu'il est. Sans vous, cette aventure n'existerait pas, sans vous je n'y croirais pas autant que j'y crois aujourd'hui.

RON THE WORLD.

Où se fournir en vrac ?

- Les magasins spécialisés dans la vente en vrac connaissent un essor important ces dernières années. Plusieurs cartes collaboratives recensent ces magasins, indépendants ou franchisés, partout en France, notamment *cartovrac.fr* et *reseauvrac.org*.
- Les magasins bios proposent presque toujours du vrac : *Biocoop*, *Naturalia*, *La Vie Claire*, *Bio c' Bon*, etc.
- La plupart des supermarchés traditionnels se sont également mis au vrac.
- Les commerces de proximité : boucherie, charcuterie, fromagerie, crémerie et les marchés en plein air ou couverts, où vous pourrez apporter vos sacs et filets à légumes, ainsi que des bocaux et des boîtes.
- Directement chez le producteur : vente à la ferme, AMAP, *La Ruche qui dit oui !*, etc.
- Les *drive* de vrac se développent depuis quelques années. *Le Drive tout nu*, par exemple, combine les avantages du drive avec ceux du vrac. Renseignez-vous sur les options disponibles dans votre région.
- Si rien de tout cela ne se situe à proximité de chez vous, de nombreux sites en ligne proposent du vrac en livraison, comme *La Fourche* par exemple : lafourche.fr

Où acheter les ingrédients pour réaliser ses produits ménagers et ses cosmétiques ?

- De plus en plus de magasins bio commercialisent désormais les ingrédients nécessaires, pensez-y !
- Les parapharmacies proposent des tarifs compétitifs, notamment pour l'argile et le bicarbonate de soude.
- Les magasins de bricolage et les jardineries ont souvent un rayon de produits d'entretien, où vous pourrez trouver les ingrédients bruts.
- Vous trouverez des ingrédients bruts sur le site *Retour O Naturel* :

Pour aller plus loin

Zerowaste France
zerowastefrance.org

Le site de l'ADEME
(Agence de l'environnement et de la maîtrise de l'énergie)
ademe.fr

Index des recettes

CRÉDITS ICONOGRAPHIQUES
Photographie et stylisme des recettes des pages 24-27, 36-37, 40-41, 44-45, 50-51, 60-61, 66-67, 70-71, 74-75, 82-85, 88-89, 96-99, 108-109, 114-120 : Fabrice Besse et Séverine Augé

Toutes les autres photographies : © Shutterstock

Pictogrammes des recettes : © The Noun Project

AVERTISSEMENT
Avant de vous lancer dans la réalisation des produits ménagers et cosmétiques proposés dans cet ouvrage, lisez les consignes de sécurité (p. 95). Respectez les dosages fournis. L'auteur et l'éditeur se dégagent de toute responsabilité en cas de mésusage des produits proposés dans l'ouvrage. Les recettes n'ont pas vocation à être réalisées par un enfant seul.

DIRECTION DE LA PUBLICATION
Isabelle Jeuge-Maynart et Ghislaine Stora

DIRECTION ÉDITORIALE
Émilie Franc et Julie Martin

ÉDITION
Sophie Pizzinat et Agathe Bourachot

DIRECTION ARTISTIQUE
Géraldine Lamy

CONCEPTION GRAPHIQUE
Valentine Antenni et Julie Patron

COUVERTURE
Valentine Antenni

MISE EN PAGE
Julie Patron

FABRICATION
Donia Faiz

ISBN : 978-2-03-604284-1
Imprimé en Espagne par MacroLibros

Dépôt légal : juin 2023
333176/01 – 11052172 – avril 2023

PAPIER À BASE DE FIBRES CERTIFIÉES

LAROUSSE s'engage pour l'environnement en réduisant l'empreinte carbone de ses livres. Celle de cet exemplaire est de :
800 g éq. CO_2
Rendez-vous sur www.larousse-durable.fr